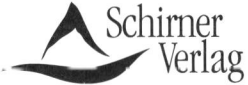

Brigitte Sanders

Hausputz
für den Körper

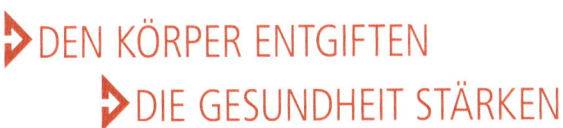

DEN KÖRPER ENTGIFTEN
DIE GESUNDHEIT STÄRKEN

Von Leberreinigung bis Ölziehkur

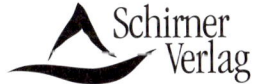

Schirner
Verlag

Dieses Buch enthält Verweise zu Webseiten, auf deren Inhalte der Verlag keinen Einfluss hat. Für diese Inhalte wird seitens des Verlags keine Gewähr übernommen. Für die Inhalte der verlinkten Seiten ist stets der jeweilige Anbieter oder Betreiber der Seiten verantwortlich.

ISBN 978-3-8434-1020-5

Brigitte Sanders:
Hausputz für den Körper
Den Körper entgiften, die Gesundheit stärken
Von Leberreinigung bis Ölziehkur
© 2011 Schirner Verlag, Darmstadt

Umschlaggestaltung unter Verwendung von # 228096922 (baldyrgan), # 529774 (Glenn Jenkinson), www.shutterstock.com: Murat Karaçay, Schirner
Redaktion: Rudolf Garski, Schirner
Satz: Simone Leikauf, Schirner
Bilder: siehe Seite 184
Printed by: Ren Medien GmbH, Germany

www.schirner.com

7., überarbeitete und erweiterte Auflage Februar 2015

Alle Rechte der Verbreitung, auch durch Funk, Fernsehen und sonstige Kommunikationsmittel, fotomechanische oder vertonte Wiedergabe sowie des auszugsweisen Nachdrucks vorbehalten

Inhalt

Einleitung   8
Eine Reinigungskur   8
Unsere körpereigenen Reinigungssysteme   16
Wissenswertes über unsere Stoffwechselzentralen
und Reinigungsstationen   18
Die fünf großen Reinigungssysteme   29
Reinigungsrituale im Einklang mit der Natur   30

Der ultimative Hausputz für den Mund   34

Der ultimative Hausputz für die Nieren   40
Nierenreinigung – »Sanders System«   49

Der ultimative Hausputz für Leber und Galle   56
Der Kaffee-Einlauf   60
Die Leber-Galle-Reinigung – die Königsdisziplin
der Reinigungsrituale   66

Der ultimative Hausputz für den Darm   76
Darmreinigung & Darmaufbau   80
Darmreinigung – regelmäßige Prophylaxe   83
Darmreinigungskur   88
  Gut gekaut ist halb verdaut   89
  Der ultimative Hausputz für den verstopften Darm   91
  Der ultimative Hausputz für den nervösen Darm   103
  Der ultimative Hausputz für den Reizdarm   111

Der ultimative Hausputz für die Zellen 120

Bin ich sauer? 126

Was hilft bei Übersäuerung? 127

Entschlacken über die Haut 130

In der Naturheilkundepraxis 135

Intelligentes Fasten 140

Juice Detox 148

Straffe Haut, volles Haar 152

Haut 155

   Körperhaut 156

   Hände und Füße 160

   Gesichtshaut 162

   Müde, unreine oder alternde Haut 173

Kopfhaut und Haar 177

Anhang 180

Über die Autorin 180

Bezugsquellen 181

Empfehlungen 182

Literaturverzeichnis 182

Danksagung 183

Abbildungsverzeichnis 184

Hausputz für den Körper

Für Leser geeignet, die nicht an ihrer Krankheit,
sondern an ihrer Gesundheit interessiert sind.

Beachten Sie, dass die in diesem Buch beschriebenen
Techniken weder eine ärztliche Diagnose noch eine medizinische Therapie ersetzen. Wenden Sie sich im Fall
einer heftigen Entgiftungsreaktion des Körpers (»Reini-
gungskrise« oder »Erstverschlimmerung« genannt) an
einen Arzt oder Heilpraktiker. Alle Benennungen bzw.
Empfehlungen von »Reinigungsmitteln« und Produkten
erfolgen auf Basis von über Jahre hinweg gesammel-
ten positiven Rückmeldungen und Erfahrungsberichten
meiner Patienten und beruhen nicht auf Aussagen der
herstellenden Firmen, Apotheken und sonstiger Infor-
mationsquellen.

Dieses Buch widme ich
meiner Tochter Emma.

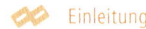

Einleitung

Eine Reinigungskur

… impliziert, dass körperfremde Stoffe oder gar Gifte, die in den Körper gelangt sind, wieder hinausbefördert werden sollen. Wo aber kommen diese Gifte her, und warum wird der Körper sie nicht einfach wieder los? Ständig werden unsere Körper mit Substanzen attackiert, seien es Konservierungsstoffe, Zahnfüllungen, Abgase, Impfbeimengungen, Geschmacksverstärker usw., die so künstlich sind, dass der Körper sie nicht von nutzbringenden Stoffen differenzieren kann. Daher hat er für sie keine Ausscheidungsmöglichkeiten parat. Es gilt nun, diese Gifte zu binden und abtransportieren zu lassen, sodass sie im Körper keine weiteren Schäden anrichten können.

Eine Reinigungskur ist aber auch dann notwendig, wenn wir den Körper bei der Entfernung von Schlacken unterstützen wollen. Seit jeher ist dies eine Domäne der Naturheilkunde.

Warum in einer Müllhalde leben?

Uns wird schon früh in der Kindheit beigebracht, dass man sich ständig die Zähne putzen und die Hände waschen muss, täglich duschen und die Kleider wechseln soll. Das alles sind lediglich äußerliche Handlungen, dem kann jeder zustimmen, der diese »Hausputzrituale« schon einmal durchgeführt hat. Wahre Schönheit kommt allerdings von innen, dies gilt natürlich auch für

Allgemeiner Hinweis:
Aus rechtlichen Gründen hat die Autorin weitestgehend auf Produktnamen verzichtet. Für Rückfragen oder weitere Informationen sind auf Seite 181 Kontaktdaten angegeben. Darüber hinaus finden Sie auf Seite 182 Empfehlungen der Autorin zu Produkten und Instituten.

einen ideal funktionierenden Körper. Die Voraussetzung hierfür ist Sauberkeit, sowohl auf der Ebene einzelner Zellen als auch auf der ganzer Organe.

Neue Zellen mit den Schlacken der alten belasten?

Ständig regeneriert sich unser Körper: Es bilden sich neue Zellen, alte sterben ab. Durch die Reinigungsrituale ermöglichen wir es unseren neuen Zellen, dass sie weniger belastet, also gesünder nachwachsen können, als es ihre Vorgänger konnten.

Entrümpeln, Platz schaffen, neuer Energie Raum geben

Genauso wie wir unseren Kleiderschrank ab und zu entrümpeln, um Platz für schöne neue Kleidung zu schaffen, können wir auch in unserem Körper Platz für neue und gesunde Zellen schaffen. Biologisch heißt das zum Beispiel, freie Radikale zu entsorgen, um der Herstellung neuer Energie Raum zu geben. Ablagerungen in Gelenkkapseln zu entrümpeln bedeutet einer Gicht die Stirn zu bieten. Den Darm von alten Kotsteinen zu befreien, sorgt für eine bessere Versorgung des Körpers mit Mikronährstoffen und für großes Wohlbefinden auf allen Ebenen. Saubere Nieren lassen Bluthochdruck verschwinden … Entrümpeln macht unabhängig!

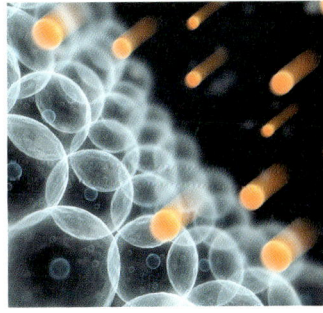

Freie Radikale

Würden Sie Ihre Wäsche in Apfelschorle oder Cola Light waschen?

Natürlich nicht, das ist eine rhetorische Frage! Aber warum denken wir dann, dass wir künstliche Getränke zur Hydrierung trinken sollten? Wasser, pur, ohne Bläschen – höchstens mit Kräutern versetzt –, das braucht der Körper, um in der Lage zu sein, Schlacken auszuspülen.

Ungebetenen Mitbewohnern – Würmern und Parasiten – den Garaus machen

Würmer, das war doch gestern! Irrtum, man findet sie auch heutzutage immer wieder versteckt im Körper. Bakterien, Viren, Pilze – je nach Stamm gehören sie zu den ungebetenen Gästen. Mit den in diesem Buch beschriebenen Reinigungsritualen können wir uns von diesen »Untermietern«, die wir vielleicht unwissentlich mit uns herumtragen, gleich mit befreien.

Umweltgifte – nein, danke! Amalgam & Co.

Vor zehn Jahren musste ich in meiner Praxis noch viel Aufklärungsarbeit über die extrem giftige und Gehirn bzw. Körper schädigende Wirkung des Quecksilbers in Amalgamfüllungen leisten. Heute ist diese zum Glück allgemein bekannt. Es ist aber immer noch nicht hinreichend bekannt, dass diese metallischen Legierungen eine Halbwertszeit[1] von mehr als 30 Jahren im Körper haben. Es ist gut, wenn die Quelle (die Plomben) sorgfältig entfernt wurden. Anschließend müssen die dabei frei gewordenen Schwermetalle sorgfältig ausgeleitet werden. Befragen Sie dazu Ihren Therapeuten.

1) Die Halbwertszeit gibt die Zeit an, nach der eine bestimmte Substanz zur Hälfte abgebaut bzw. zerfallen ist.

Aber seien Sie darüber hinaus wachsam: Aluminium in Deostiften, Arsen in Pflanzenschutzmitteln, Blei aus alten Wasserrohren oder Salben, Geschmacksverstärker, Konservierungsstoffe, Farbstoffe in Fertigprodukten usw. Quellen für Umweltgifte gibt es viele und sie begegnen uns überall im Alltag.

Körpereigene Regulation fördern statt »Anti-Medikamente« nehmen

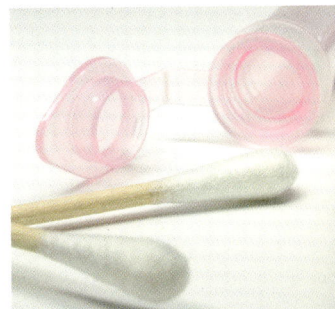

Labordiagnostik Speichel

Hören Sie auf Ihren Körper. Sendet er ein Signal, zwickt er hier, streikt er dort? Versuchen wir doch herauszufinden, was er uns sagen möchte. Denn »Warum?« ist hier die Frage. Die sogenannten Anti-Medikamente unterdrücken lediglich diese Signale. Oder würden Sie sich von einem Automechaniker ein Pflaster über das rot blinkende Lämpchen am Armaturenbrett kleben lassen und zufrieden die Werkstatt verlassen, ohne dass eine Reparatur durchgeführt wurde?

Labor, Labor, Labor, Labor: Blut – Urin – Speichel – Stuhl

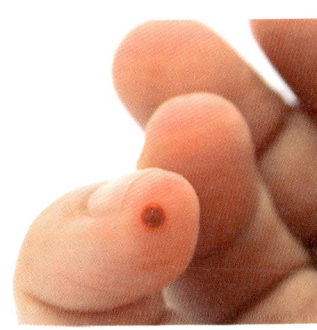

Labordiagnostik Blut

Wer sich bisher noch unsicher ist, ob ein bzw. welches Reinigungsritual geeignet ist, kann jederzeit eine der modernen naturheilkundlich ausgerichteten Praxen aufsuchen. Hier steht die gründliche Laboruntersuchung am Anfang. Damit meine ich aber auf keinen Fall das landläufige »Kaffeesatzlesen« der Pharmaindustrie-Krankenkassen-Medizin. Um einen Körper genau unter die Lupe nehmen zu können, benötigt man Blut, Stuhl, Urin und Speichel.

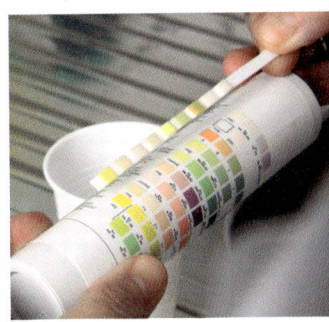

Labordiagnostik Urin

Blutwerte: Aus einer Gruppe von mindestens 42 ausgewählten Laborparametern lässt sich unser gesamter Stoffwechsel bestens beurteilen, u. a. sind darin alle Organsysteme, die Drüsenaktivität, das Hormonsystem und die Verdauungskapazität enthalten. Diese Parameter sind übrigens auch eine der Grundlagen des »gesund & aktiv«-Stoffwechselprogramms (www.gesund-aktiv.com). Wenn man in einer Spezialdiagnostik die roten Blutkörperchen fachgerecht mittels Laboranalyse dahingehend überprüfen lässt, welche Mikronährstoffe, also Vitamine, Mineralstoffe, Aminosäuren und Fette in der Zelle tatsächlich vorhanden sind, gibt das Ergebnis einen präzisen Hinweis auf eine eventuelle Unterernährung auf zellulärer Ebene.

Sollte solch eine Unterernährung vorliegen, ist eine **Stuhlanalyse** unbedingt erforderlich. Warum nimmt der Körper diese Stoffe aus der Nahrung nicht auf? Sind möglicherweise die Darmbakterien nicht gesund, liegt eventuell eine Entzündung vor? Fehlen notwendige Nährstoffe, kann etwa eine Muskelzelle die gewünschte Bewegungsleistung nicht erbringen, sie fängt an zu schmerzen.

Die Frage, ob eine akute Vergiftung zum Beispiel durch Quecksilber aus Amalgamfüllungen oder durch Aluminium in Deodorants vorliegt, klärt eine **Urinuntersuchung** im Rahmen einer Schwermetallprovokationsbehandlung (siehe Seite 136).

2) Vielleicht schenken Sie sich das »gesund & aktiv«-Stoffwechselprogramm (www.gesund-aktiv.com). Bei diesem Ernährungskonzept wird durch die bereits erwähnte Vital- und Stoffwechselanalyse aus 42 Blutwerten Ihr persönlicher Ernährungsplan erstellt, damit Sie genau wissen, welche Nahrungsmittel ideal zu Ihrem Stoffwechsel, zu Ihrem Körper passen.

Der **Speicheltest** ist derzeit die genaueste Möglichkeit, ein hormonell bedingtes Burn-out von einer Alltagsüberforderung zu differenzieren. Als Therapie sind dann Nahrungsergänzungsmittel oder Aufbauinfusionen zu empfehlen. Diese sollten parallel zu einer Behandlung erfolgen, bei der wir unseren Körper über ausgewählte Reinigungstechniken von alten Schlacken befreien, damit wir ihn anschließend wieder gesünder aufbauen können.

Die drei E: ernähren, entschlacken, entspannen

Ernähren Sie sich gesund! Aber was genau ist gesund für mich und meinen Stoffwechsel? Beachten Sie, dass dubiose Ratgeber an jeder Ecke lauern. Essen Sie von vornherein nichts von dem, was in der Werbung präsentiert wird. Meiden Sie Fertigprodukte. Es ist immer besser, Bio-Lebensmittel statt »normaler« Lebensmittel einzukaufen, sie dann selbst zuzubereiten und sich mit köstlichen Gerichten zu belohnen.[2]

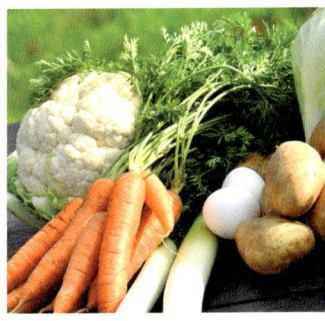

Gemüse: Leckere Kohlenhydrate voller Mineralstoffe, Vitamine und Ballaststoffe

Entschlacken können Sie Ihren Körper mit den in diesem Buch beschriebenen Reinigungsritualen. Auch gibt es in Deutschland viele Naturheilkundepraxen, die Ihnen darüber hinaus professionelle Unterstützung geben werden (siehe Anhang).

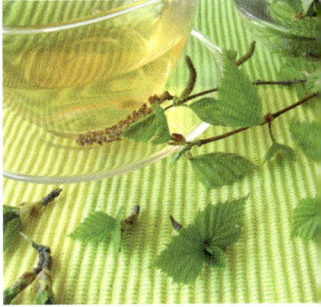

Gut für die Nieren: Kräutertees

Entspannung braucht der Körper, um seine Verarbeitungsleistung, seine Regeneration und seine Entgiftungsleistung in Ruhe erbringen zu können. Geben Sie ihm die dafür notwendige Zeit. Die Welt wird nicht aus den Fugen geraten, wenn Sie täglich eine Dreiviertelstunde früher ins Bett gehen, morgens eine halbe Stunde für eine Morgengymnastik einplanen und regelmäßig im Urlaub neue Kräfte tanken.

Use it or lose it – Bewegung ist ein Wundermittel

Erstellen Sie sich einen Bewegungskalender – fixieren Sie Termine, die ausschließlich einer sportlichen Tätigkeit Zeit bereitstellen. Zell- und Fettstoffwechsel, Immunsystem, Hormonproduktion, Entgiftung und Entschlackung werden dadurch wie nebenbei gefördert, und außer bei Übertreibung wird dies jedem an Körper und Geist guttun. Wenn das Wetter schlecht oder das Fitnessstudio zu weit entfernt ist, dann hilft auch ein kleines Trampolin zu Hause dabei, mit wenig Zeitaufwand eine große Wirkung zu erzielen.

Körperrhythmik – Hierarchien – Ordnung schaffen

Naturheilkunde hat nichts mit Voodoo zu tun. Im Vergleich zur Pharma-Krankenkassen-Medizin begutachtet sie einzelne Körpersysteme aber auch nicht allein für sich. Vielmehr betrachtet die moderne Ganzheitsmedizin den Körper als eine sich selbst regulierende Einheit. Gerät eines der Teilsysteme aus dem Lot, gerät der ganze Körper ins Schlingern. Das Ziel der Naturheilkunde ist es, die Eigenregulation wieder zu ermöglichen. Die wahre Kunst der Medizin ist es also, Altlasten zu entfernen, gesundes neues Leben zuzulassen und Regelkreise harmonisch aufeinander abzustimmen. Einen großen Teil der damit verbundenen »Arbeit« kann jeder von uns selbst leisten. Deshalb übergebe ich Sie hiermit in die Eigenverantwortung. Nutzen Sie all die in diesem Buch beschriebenen Techniken, und genießen Sie es, langfristig in einem gesunden, »reinen« Körper zu leben.

Kleiner Aufwand, geringe Kosten, große Wirkung

Alle von mir beschriebenen Reinigungsrituale sind zu 100 Prozent alltagstauglich und erprobt. Sie sind so ausgelegt, dass Sie sie zu Hause eigenständig durchführen können. Halten Sie sich bei den Reinigungsritualen unbedingt an die vorgeschlagenen und unterstützenden Mittel. Bereits über viele Jahre hinweg haben sie sich als sehr gut verträglich erwiesen, und die Resultate sind grandios. Probieren Sie ruhig alles aus, denn es kann Ihnen nur guttun. Gehen Sie Ihren Weg in die gesundheitliche Eigenverantwortung.

Ich wünsche Ihnen gutes Gelingen!

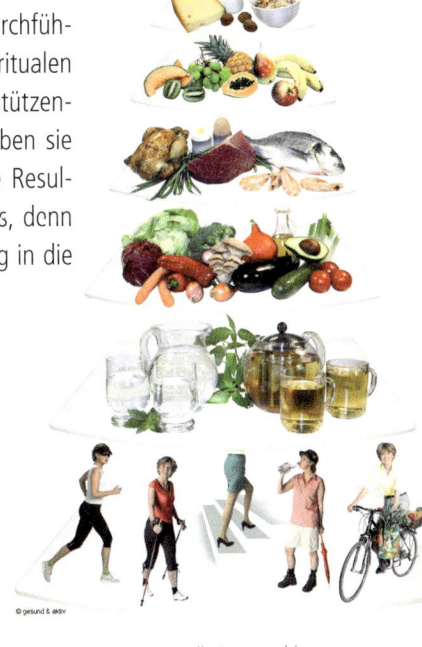

Die Gesundheitspyramide

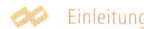

Unsere körpereigenen Reinigungssysteme
Eine kurze Beschreibung der Aufgaben und Funktionen

Warum ist *Reinigen* heutzutage so wichtig?

> Jeder Mensch ist zeit seines Lebens Chef einer riesigen Firma mit Billionen von kleinen Chemieunternehmen. Im menschlichen Körper gibt es Billionen Zellen, für deren Wohlergehen und Arbeitskraft wir im Rahmen einer eigenverantwortlichen Lebensführung zu sorgen haben.

> Aufgrund des technischen Fortschritts im vergangenen Jahrhundert haben sich aber unser Lebensstil und unsere Umwelt so drastisch verändert, dass beide nicht mehr »artgerecht« sind.

> Artgerecht ist alles, was dem ursprünglichen »Betriebsplan« der Natur für Mensch, Tier und Pflanzenwelt entspricht. Der Mensch versucht immer wieder und immer weiter, diese Betriebspläne zugunsten des sogenannten Fortschritts zu manipulieren.

> Die Veränderungen unserer Umwelt haben nicht nur zu vermehrter Belastung mit Schadstoffen geführt, sondern in noch viel größerem Maße zum Verlust von wertvollen Ressourcen, die unser Körper – unsere Billionen Zellen – dringend für die reibungslose Bewältigung seiner Tätigkeiten benötigt.

> Das Missverhältnis von belastenden Substanzen (Konservierungs-, Farb-, Geschmacksstoffe, Schwermetalle, Elektrosmog usw.) zu aufbauenden Substanzen (Vitamine, Mineralstoffe, Enzyme, Aminosäuren, Fettsäuren) und entgiftenden Substanzen (Antioxidantien, Wasser) führt letztendlich zum Versagen ganzer Zellstoffwechselvorgänge – bis hin zum Versagen von ganzen Organfunktionen.

> Dieses Versagen nehmen wir dann als Krankheit wahr. Wir sind überrascht über die Symptome (Hilferufe), die uns unser Körper sendet, obwohl wir selbst vielleicht seit Jahren dafür gesorgt haben, dass er nicht gut funktionieren kann.

> Wenn wir uns in dieser Situation damit begnügen, das Symptom zu behandeln, bleiben wir krank.

> Konsequenterweise ergibt sich die Forderung nach einer aufklärenden Ursachenforschung: Welche Defizite oder Fehlbelastungen liegen vor?

Welche Nährstoffe fehlen, welche Regelkreise arbeiten nicht synchron?

> Gerne wird uns vorgegaukelt, dass bestimmte, besonders aufwendig beworbene Produkte dem Menschen guttäten, doch nur konsequente Eigenverantwortung schützt vor zu vielen belastenden Inhaltsstoffen.

> Die Eigenverantwortung beinhaltet das Minimieren von belastenden Zusatzstoffen und das regelmäßige Durchführen von Reinigungsritualen.

> Jederzeit haben wir die Möglichkeit, unser Leben positiv zu verändern.

> Der Erfolg einer jeden Maßnahme wird umso größer und nachhaltiger, je mehr Belastungen abgebaut werden und wir infolgedessen eine artgerechte Lebensweise wiedererlangen.

Wissenswertes über unsere Stoffwechselzentralen und Reinigungsstationen

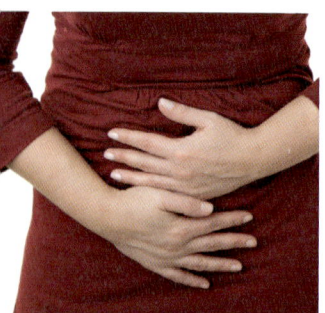

Spricht Ihr Bauch zu Ihnen?

Magen- und Darmprobleme gehören zu den häufigsten Beweggründen dafür, dass Menschen einen Mediziner aufsuchen. Beide Organe bilden ein Schlauchsystem und dienen als »Pforte« in unseren Körper, sie sind von großer Bedeutung für eine geregelte Verdauung. Sie nehmen die Nahrung auf und geben sie perfekt »zubereitet« an den Körper weiter. Ist diese Funktion eingeschränkt, kann es zu Darmproblemen bis hin zur Unterernährung trotz ausreichender Nahrungsaufnahme kommen. Solch eine Unterernährung kann sich z. B. in Form von Energiemangel, mangelnder Immunabwehr oder einer chronischen Erkrankung zeigen. Entstandene Defizite können in einer ganzheitlichen Praxis auf physischer Ebene mittels einer Bioimpedanzanalyse gemessen werden. Außerdem gibt uns eine gründliche Laboranalyse konkrete Hinweise auf die Art der Defizite.

Die **Leber** ist das Zentrallabor des menschlichen Körpers. Sie ist an fast allen Reaktionen des Stoffwechsels beteiligt. Eine entscheidende Rolle für eine geregelte Verdauungsarbeit spielt außerdem die Bauchspeicheldrüse. Verdauungsbeschwerden nach einem üppigen, fettreichen Essen können erste Anzeichen für Fehlfunktionen dieser wichtigen Organe sein.

Die **Nieren** sind im weitesten Sinne das Klärwerk unseres Körpers. Sie regeln den Wasserhaushalt, bestimmen die Menge der Urinausscheidung über die Blase oder die Rückresorption von Nährstoffen. Neben der Leber sind die Nieren das wichtigste Ausscheidungsorgan des Körpers. Belastet werden sie vor allem durch einen zu sauren Blut-pH-Wert oder durch gelöste Schadstoffe wie Schwermetalle oder Reste von Medikamenten. Nierengrieß bzw. Nierensteine verstopfen die Tubuli der Nieren und erschweren einen guten Durchfluss. (Dies würde zu einer Nierenschwellung führen, wenn die Nieren nicht eine sehr zähe Kapsel aus Bindegewebe hätten.) Jegliches Anschwellen der Nieren führt unweigerlich sofort zu einem Rückstau und zu einer Belastung des gesamten Körpers. Eine einmal verlorene Nierenfunktion kann in der Regel nicht wiederhergestellt werden.

Das folgende Kapitel über die Aufgaben und die Funktionen unserer wichtigsten Stoffwechselorgane soll Ihnen einen kurzen Überblick verschaffen.

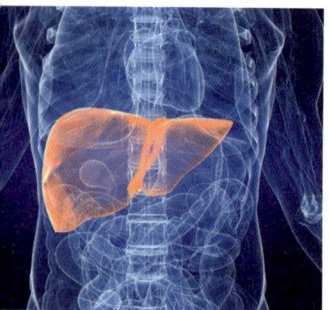

Eine Funktionseinheit:
Leber und Galle

Die Leber – ein wichtiges Organ

Nach unserem Gehirn ist die Leber (griechisch *Hepar),* ihrer zentralen Bedeutung im Körper entsprechend, das am stärksten durchblutete Organ. Etwa 1½ Liter Blut fließen jede Minute durch sie hindurch. Dabei ist die doppelte Blutversorgung ein besonderes Charakteristikum: Über die Leberarterie erhält sie sauerstoffreiches Blut, über die »Pfortader« strömt Blut vom Verdauungstrakt zur Leber. Dieses Pfortaderblut enthält einerseits wichtige Nährstoffe (z. B. Eiweiße, Fette, Kohlenhydrate) aus der Nahrung, andererseits aber auch schädliche Verdauungsprodukte wie z. B. Ammoniak.

Die Leber kann körperfremde Stoffe wie Medikamente, Alkohol oder Umweltgifte unschädlich machen und bereitet zudem körpereigene »Abfallstoffe« zur Ausscheidung vor. All diese Substanzen werden von den Leberzellen aus dem Pfortaderblut herausgefiltert, dann entweder abgebaut (wie z. B. Alkohol) oder zu unschädlichen Verbindungen umgewandelt und schließlich via Galle über den Stuhl oder über den Urin entsorgt. Z. B. wird Ammoniak in Form von Harnstoff über den Urin ausgeschieden.

Andere, schlecht wasserlösliche Substanzen werden an Gallensäuren gebunden und mit dem Stuhl ausgeschieden. Dazu gehört etwa Bilirubin, einer der wichtigsten körpereigenen Abfallstoffe, die mit dem Gallensaft ausgeschieden werden. Bilirubin entsteht als Abbauprodukt aus dem roten Blutfarbstoff Hämoglobin. Im weitesten Sinne trägt über ihre Entgiftungsfunktion auch die Leber zur allgemeinen Immunabwehr bei. Spezielle Zellen in der Leber können Krankheitserreger oder andere Fremdkörper erkennen und abwehren.

Damit nicht genug: Die Leber (übrigens die größte Drüse des Körpers) ist mit einer einzigartigen Fähigkeit zur Selbstheilung ausgestattet. Selbst wenn ein Großteil ihrer Zellen beispielsweise bei einer Operation entfernt werden musste oder durch einen Unfall zerstört wurde, kann die Leber bei guter Versorgung und Pflege wieder zur normalen Größe heranwachsen.

Die Leber ist also unser wichtigstes Ausleitungs- und Entgiftungsorgan und verantwortlich für den Abbau und die Ausleitung von körpereigenen sowie von außen zugeführten Schadstoffen. Als Stoffwechselorgan steuert sie nicht nur den Fett-, Cholesterin- und Zuckerstoffwechsel. Sie ist über die Produktion von Gallensäuren auch verantwortlich für die Fettverdauung, also den Haushalt von Vitaminen und Spurenelementen. Als Syntheseorgan produziert sie den Hauptteil der Bluteiweiße (z. B. Albumin) sowie auch Gerinnungsfaktoren. Außerdem ist sie ein Speicherorgan für Zucker, Fett und Eisen. Arbeitet die Leber aufgrund einer toxischen Überlastung träge, sammeln sich Giftstoffe an, verursachen Entzündungen und eine oxidative Belastung, sodass der Körper der Zerstörung von Zellen durch freie Radikale (hoch reaktive, chemische Verbindungen) ausgesetzt ist. Als weitere Folge können chronische Beschwerden entstehen. Mit einer Entgiftungskur unterstützen wir also unsere Leber nicht nur generell in ihren Funktionen. Wir untermauern damit auch gleich unsere Eigenverantwortung für ein gesünderes Leben.

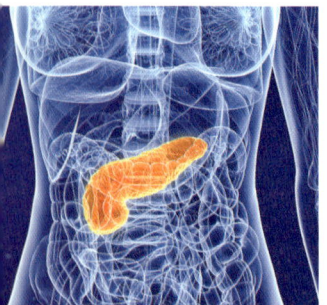

Produziert Hormone und Enzyme:
Die Bauchspeicheldrüse

Aufgaben der Bauchspeicheldrüse

Die Bauchspeicheldrüse (griechisch *Pankreas)* gehört neben Magen und Darm zu den wichtigsten Verdauungsorganen im Körper. Sie gibt einen wahren Verdauungssäftecocktail in den Zwölffingerdarm ab, ohne den wir unsere Nahrung nicht verwerten könnten. Mediziner bezeichnen diese Aufgabe als »exkretorische« oder »exokrine« Funktion, das heißt nach außen gerichtet. Der Pankreassaft enthält zahlreiche Enzyme, die Kohlenhydrate, aber vor allem Eiweiße und Fette jeweils in ihre kleinsten Bestandteile zerlegen: Lipasen spalten Fette, Amylasen nehmen sich die Kohlenhydrate vor, und Proteasen machen aus Eiweißen Aminosäuren.

Allerdings erfüllt die Bauchspeicheldrüse noch eine andere Aufgabe: Sie ist für die Produktion der Hormone Insulin und Glukagon verantwortlich. Beide sind von entscheidender Bedeutung für die Regulation des Blutzuckerspiegels. Da diese Hormone über das Blut ans Körperinnere abgegeben werden, bezeichnet man diese Aufgabe auch als »inkretorische« oder »endokrine« Funktion. Ist die endokrine Funktion der Bauchspeicheldrüse durch Erkrankungen beeinträchtigt, kann der Blutzuckerspiegel aus dem Gleichgewicht geraten. Es kommt zum Diabetes mellitus (auch Zuckerkrankheit genannt). Dieser wiederum hat einen erheblichen Einfluss auf den gesamten Stoffwechsel. Dadurch wird deutlich, wie wichtig eine einwandfreie Funktion der Bauchspeicheldrüse ist.

Akute oder chronische Entzündungen (Pankreatitis) zählen zu den häufigsten Erkrankungen der Bauchspeicheldrüse. Eine akute Entzündung äußert sich in plötzlichen heftigen Schmerzen im Oberbauch, die meist gürtelförmig in den Rücken ausstrahlen. Aber auch chronische Entzündungen werden mehr oder weniger von dauerhaft anhaltenden Schmerzen begleitet. Auch übel riechender, glänzender Durchfall zählt zu den typischen Merkmalen. Bei einer chronischen Pankreatitis ist die Aktivität der fettspaltenden Enzyme so weit verringert, dass diese nicht mehr für eine normale Fettverdauung ausreicht. Als Folge kommt es daher relativ früh zu Fettstühlen. Andere Ursachen für Entzündungen der Bauchspeicheldrüse können Gallenleiden oder Infektionen (z. B. Mumps) sein. Es zeigt sich allerdings immer wieder, dass bei einer Pankreatitis in den meisten Fällen (70 bis 80 Prozent) übermäßiger Alkoholkonsum der Auslöser ist. Daraus ergibt sich eine einfache Regel: Weniger ist mehr!

Der Darm – eine faszinierende Steuerzentrale

Eine gute Darmfunktion entlastet die Leber. Alles, was bereits im Darm unschädlich gemacht oder abgewehrt wurde, muss nicht mehr von der Leber entgiftet werden. Um gezielt die Darmgesundheit zu fördern, eignet sich eine abwechslungsreiche und auf den individuellen Stoffwechsel bezogene Ernährung. Diese sollte aus qualitativ hochwertigen, naturbelassenen und möglichst frisch zubereiteten Nahrungsmitteln bestehen. Darüber wird ein ausreichender Anteil an prebiotischen Ballaststoffen, etwa Inulin oder Apfelpektin, und pro-

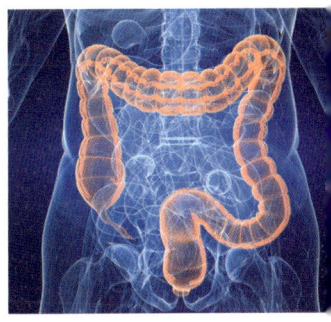

Eine faszinierende Steuerzentrale:
Der Darm

biotischen Keimen (z. B. Lactobazillen oder Bifidusbakterien) gewährleistet. Beide unterstützen die Darmfunktion und damit unsere Gesundheit.

Nur die Wenigsten reden offen über ihre Verdauung oder ihre Verdauungsprobleme. Dabei leiden allein in Deutschland mehr als acht Millionen Menschen an unregelmäßiger Verdauung, Darmträgheit oder Verstopfung. Darmaktivität und Häufigkeit des Stuhlgangs sind von Mensch zu Mensch sehr unterschiedlich – dreimal täglich bis dreimal wöchentlich gelten als normal. Aus medizinischer Sicht gelten erst weniger als drei Stuhlgänge in der Woche als Verstopfung. Die Ursachen dafür können vielfältig sein. Doch was tun, wenn es regelmäßig zur Verstopfung kommt? Gut gemeinte, pauschale Tipps wie »mehr trinken«, »mehr Bewegung« oder »ballaststoffreiche Ernährung« bringen nicht immer die gewünschte Erleichterung.

Dabei ist eine geregelte Verdauung aus mehrfacher Sicht immens wichtig, wie aktuelle Untersuchungen zeigen. Sitzt in unserem Bauch doch das »zweite Gehirn«, das sogenannte Bauchhirn. Werden Menschen gefragt, wo Freude und Kummer, Gefühl und Intuition angesiedelt sind, zeigen sie meistens instinktiv auf die Körpermitte, also ihren Bauch. Wissenschaftler konnten jetzt nachweisen, dass unsere Emotionen ihren Ursprung tatsächlich im Bauchraum haben und erst in zweiter Linie vom Kopf gesteuert werden.[3]

Unser Dickdarm ist eine riesige Chemiefabrik, die mindestens 40 verschiedene Nervenbotenstoffe pro-

3) »Entscheidungen aus dem Bauch heraus treffen«, sagt man landläufig, wenn man eine Entscheidung emotional getroffen hat. In unserem Bauch/Darm werden Botenstoffe gebildet, die für die Gedankenbildung im Gehirn verwendet werden, z. B. das Glückshormon Serotonin, das uns gute Laune beschert. Im Bauchraum ist auch zum größten Teil das parasympathische Nervensystem angesiedelt, das alle automatischen Abläufe unseres Körpers steuert.

duziert und exakt reguliert. 100 Millionen Nervenzellen umhüllen den Verdauungstrakt (das sind mehr, als sich im Rückenmark befinden). Dieses »enterische Nervensystem« sendet viel mehr Signale zum Gehirn, als es von dort empfängt. Es ist ein sehr sensitives System, das fühlt, mitdenkt, sich erinnert und uns intuitiv »aus dem Bauch heraus« entscheiden lässt. Neurowissenschaftler haben herausgefunden, dass dieses zweite Gehirn sinngemäß ein Abbild unseres Gehirns im Kopf ist – Zelltypen, Wirkstoffe und Rezeptoren sind absolut gleich.

Die größte Ansammlung von Nervenzellen außerhalb des Kopfes reguliert noch viel mehr Vorgänge als die an sich schon hoch komplexen Verdauungsvorgänge. Dieses zweite Gehirn in unserem Bauch ist ein Überlebensgarant für Leib und Seele. So ist es eine Quelle für psychoaktive Substanzen, die mit unseren Gemütslagen in Verbindung stehen. Dazu zählen unter anderem die Hormone Dopamin und Serotonin, welche beide einen starken Einfluss auf unser Gehirn und damit auf unsere Psyche haben. Z. B. werden 95 Prozent unseres Glückshormons Serotonin im Darm synthetisiert und gelagert. Unser Bauch nährt das Gehirn im Kopf also in vielfältiger Weise.

Eine Darmreinigung ist ein körperlicher Entgiftungs- und Reinigungsprozess, der aber auch immer eine Auseinandersetzung mit unseren Emotionen nach sich zieht. Körper und Seele sind nun einmal untrennbar miteinander verbunden. Daher ist der Entschluss zu einer Darmreinigung auch immer ein Entschluss, seinen eigenen Lebensweg noch einmal zu überdenken.

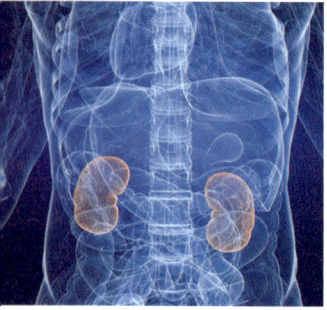

Unser Paar-Organ:
Die Nieren

Die Nieren –
Heilendes für die Hüter unserer Gesundheit

Die Nieren (sie liegen zu beiden Seiten der Wirbelsäule) beeinflussen unseren gesamten Gesundheitszustand. Gesunde Nieren stärken unsere Abwehrkräfte sowie unser Immunsystem und bringen unsere Selbstheilungskräfte in Gang. Deshalb ist es unsere Aufgabe, den »Hütern der Gesundheit« etwas Gutes zu tun. In allen medizinischen Systemen der Welt spielen die Nieren eine wichtige Rolle. Die Traditionelle Chinesische Medizin (TCM) zum Beispiel sieht einen engen Zusammenhang zwischen der Funktion der Nieren und dem Yin, der Essenz, die die Gesundheit für alle Aspekte des organischen Lebens erzeugt. So fördert das Yin das Nieren-Qi, das als die Quelle der Lebenskraft im ganzen Körper gilt.

Dieses »alte Wissen« vor Augen, zählen die Nieren allgemein zu den wohl am häufigsten unterschätzten Organen unseres Körpers. Und das, obwohl eine Schwäche der Nierenfunktion eine weitverbreitete Problematik in Deutschland ist. Die häufigsten Ursachen dafür sind Diabetes (durch eine generelle »Brüchigkeit« der kleinsten Blutgefäße sind u.a. die Nieren und die Augen stark betroffen) und Bluthochdruck (durch Wasserstau bzw. das den Blutdruck regulierende Nierenhormon Renin). Der Beginn einer Nierenerkrankung macht sich oftmals nur durch Bluthochdruck bemerkbar, ohne dass weitere Symptome oder Auffälligkeiten im Blut und Urin auftreten. Das erklärt, warum viele Betroffene nichts von ihrem Leiden wissen. Die Reduzierung der Organfunktion entwickelt sich schleichend über viele Jahre hinweg und gehört damit auch zur Problematik dieses »leisen« Hochleistungsorgans.

Dabei können wir es uns wirklich nicht leisten, dieses wichtige Stoffwechselorgan zu vernachlässigen. Das bekommen Menschen mit einer chronischen Nierener- krankung ganz besonders zu spüren. Damit es gar nicht erst dazu kommt, gilt es, dieses faszinierende Organ gut zu pflegen. Nur so kann es seinen Aufgaben, die in der Regelung des Wasser- und Hormonhaushalts unseres Körpers liegen, nachkommen. Unsere Nieren funktio- nieren wie eine Kläranlage und filtern die schädlichen Giftstoffe aus dem Blut. Diese werden dann im Urin konzentriert und über die Blase und Harnwege ausge- schieden. Dadurch sorgen die Nieren für einen ausge- glichenen Stoffwechsel und sind ganz entscheidend an der Zusammensetzung unserer Körperflüssigkeiten be- teiligt. Gleichzeitig regeln sie den Salz- und Flüssigkeits- haushalt und über die Produktion des Hormons Renin auch die Höhe des Blutdrucks. Außerdem geschieht in den Nieren die Synthese des aktiven Vitamins D (wich- tig für den Knochenstoffwechsel, das Immunsystem, die Krebsprophylaxe und die gute Laune).

Fazit

Sind einzelne Organe unseres Verdauungssystems, wie zum Beispiel die Leber als Zentrallabor oder die Bauchspeicheldrüse als Enzymlieferant nicht mehr voll funktionsfähig, so ist der gesamte Stoffwechsel betroffen. Wir können unsere Nahrung nicht mehr richtig verwerten, die Fettverdauung wird problematisch. Deshalb kommt es bei Beschwerden der Leber, Galle oder Bauchspeicheldrüse sowie der Nieren auf eine hochwertige Ernährung und auf eine gute und regelmäßige Reinigung an. Dabei helfen die in diesem Buch beschriebenen Reinigungsrituale.

Die fünf großen Reinigungssysteme

Der Körper verfügt über fünf große Reinigungssysteme. Diese Entgiftungssysteme sind ständig damit beschäftigt, den Körper von den eigenen Stoffwechselendprodukten, Schlacken und Toxinen zu befreien:

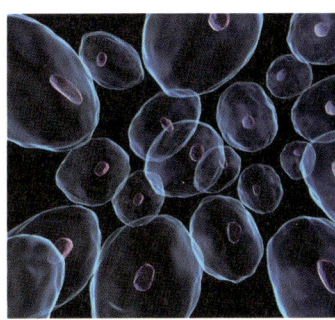

> das Verdauungssystem, das größte aller Entgiftungsorgane, das vom Mund über den Magen hin zum Darm reicht

> das Harnsystem mit den Nieren als Entgiftungsorgan

> das Leber-Galle-System, das wiederum über den Darm entgiftet

> das Atmungssystem mit dem Entgiftungsorgan Lunge

> die Haut, die über die Schweißdrüsen entgiftet

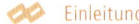
Reinigungsrituale im Einklang mit der Natur

Je nach Jahreszeit haben bestimmte Organe in unserem Körper eine Maximalzeit

So fließend, wie der Frühling in den Sommer übergeht, der Herbst in den Winter, so fließend stellt sich unser Körper auf die jeweils neue Jahreszeit ein. Je nachdem, ob es kalt oder warm, hell oder dunkel, Tag oder Nacht ist, arbeiten unsere Körpersysteme entsprechend unterschiedlich. Im Winter muss mehr Wärme im Körper produziert werden – also sind unsere Nieren aktiver. Die Zeit der größten Aktivität nennt man Maximalzeit. Der Frühling eignet sich besonders dafür, alte Schlacken zu entfernen, und ist also die ideale Zeit, die Leber samt der Galle zu reinigen. Sommer und Herbst sind die Dick- und die Dünndarmzeit, also der perfekte Zeitraum, um entsprechende Darmreinigungsrituale durchzuführen.

Wichtiger Hinweis: Führen Sie die beschriebenen Reinigungsrituale auf keinen Fall alle gleichzeitig durch. Suchen Sie sich je nach Bedarf bzw. Notwendigkeit eines aus, und konzentrieren Sie sich darauf. Der Einstieg in den »Hausputz« ist generell zu jeder Jahreszeit möglich, aber eine gewisse Logik sollte beachtet werden.

Idealerweise sollte das Jahr folgendermaßen beginnen

Genereller Hausputz:

> morgens Ölziehen
> abends ansteigende Fußbäder
  (als Vorbereitung auf die Nierenreinigung)

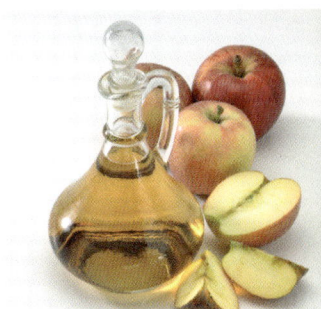

Nierenreinigung:

> 3–5 Wochen lang (als Vorbereitung
  auf die Leber-Galle-Reinigung)

Kaffee-Einläufe:

> 2 Wochen lang (zur Vorbereitung
  der ersten Leber-Galle-Reinigung)

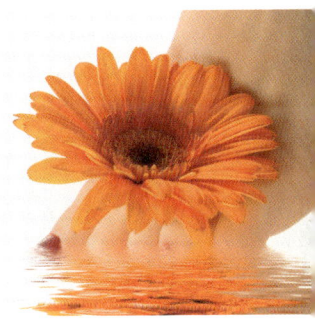

Leber-Galle-Reinigung:

> im Abstand von 2–3 Wochen wiederholen

Darmreinigung:

> Je nachdem, wie die Ergebnisse einer vorherigen
  Stuhluntersuchung ausgefallen sind, ist die Darmreinigung nicht jedes Jahr in vollem Umfang erforderlich. Sie können allerdings die starke und die milde
  Form der Darmreinigung jährlich abwechseln. Der
  Aufbau und die Stabilisierung der Darmflora können
  mitunter ein bis zwei Jahre dauern.

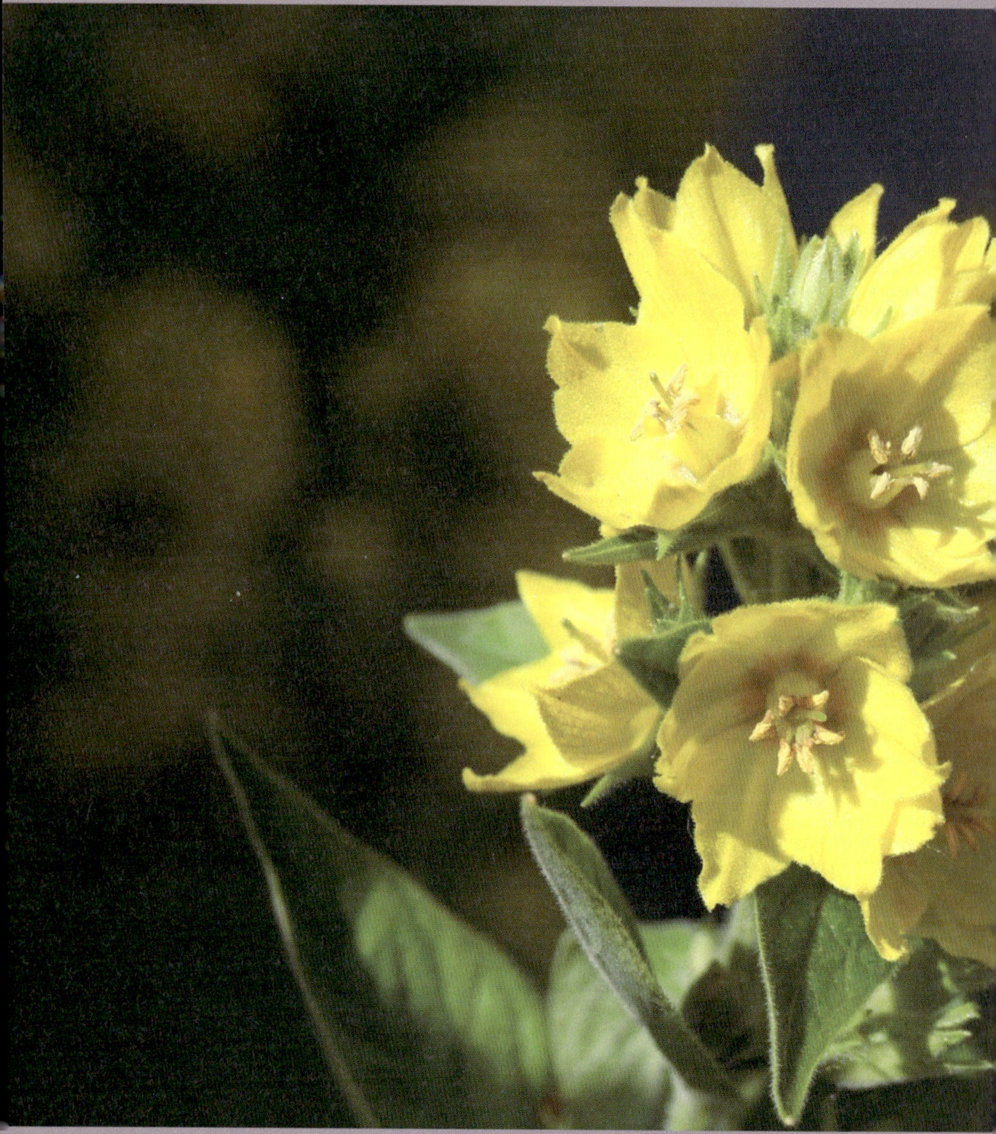

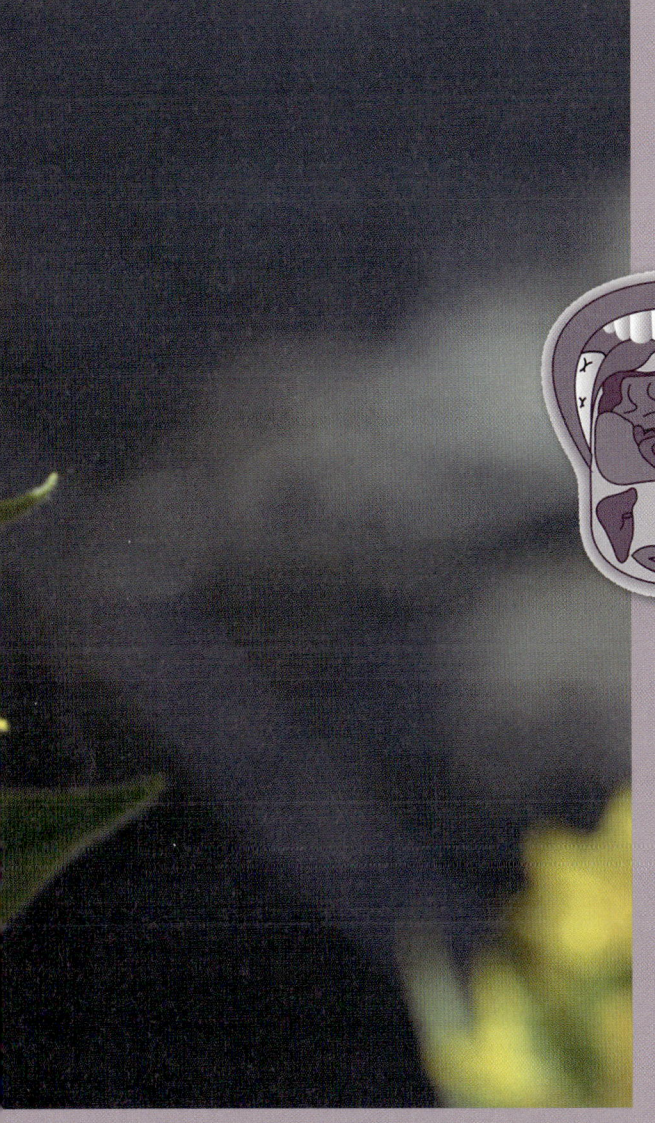

Der ultimative
Hausputz für
den Mund

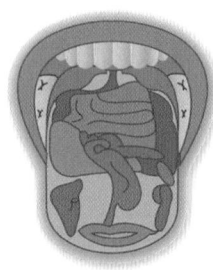

Der ultimative Hausputz für den Mund

Ein Klassiker: die Ölziehkur

Die Ölziehkur hat eine lange Tradition. Sei es im fernen Russland, im hohen Tibet oder in der traditionellen ayurvedischen Therapie Indiens: Öl zu kauen, gehörte schon immer zur Entschlackung des Mund-/Rachenraumes dazu. Doch erst ein 1991 in der Zeitschrift *Natur & Medizin* veröffentlichter Artikel der Karl und Veronica Carstens-Stiftung brachte dieses Ritual in die hiesigen Breiten.

Mit dem Ölkauen gehen wir die im Mundraum, im Kopflymphsystem und im Speichelsystem angesammelten Toxine an. Das Kauen des Öles hilft einerseits, den Organismus lokal zur Schadstoffausscheidung anzuregen und zum anderen, die über die Mundschleimhaut ausgeschiedenen Schadstoffe zu binden. Das gekaute Öl muss unbedingt ausgespuckt werden, es hat die Farbe verändert, ist flüssig geworden und toxisch!

Zutaten:

> kalt gepresstes Bio-Sonnenblumenöl
> Kräutertropfenmischung Nr. 11 (optional)
> 10–15 Minuten Zeit

Allgemeiner Hinweis:
Aus rechtlichen Gründen hat die Autorin weitestgehend auf Produktnamen verzichtet. Für Rückfragen oder weitere Informationen sind auf Seite 181 Kontaktdaten angegeben. Darüber hinaus finden Sie auf Seite 182 Empfehlungen der Autorin zu Produkten und Instituten.

So wird es gemacht:

Für Anfänger

Morgens vor dem Zähneputzen nüchtern einen Teelöffel Sonnenblumenöl in den Mund nehmen und gründlich kauen bzw. kräftig durch die Zähne ziehen. Zunächst hat das Öl eine dichte Konsistenz, doch nach einer Weile wird sich viel Speichel in das Öl mischen. Die Flüssigkeitsmenge wird mehr und mehr, der Mund wird immer voller, wodurch das Bedürfnis entsteht, etwas von der Flüssigkeit schlucken zu wollen. Tun Sie dies auf keinen Fall! Schlucken Sie nichts hinunter. Spucken Sie das Ölgemisch lieber aus, und nehmen Sie einen weiteren Teelöffel Öl. Versuchen Sie zunächst, das Öl 5 Minuten lang zu ziehen/kauen. Mit jedem Tag wird es Ihnen leichter fallen, das Öl zu ziehen/kauen, ohne etwas davon hinunterschlucken zu wollen. Von Tag zu Tag werden Sie eine größere Menge Öl auf einmal in den Mund nehmen können.

Um anschließend den Geschmack aus dem Mund zu entfernen, hilft es, mit verdünntem Zitronensaft nachzuspülen, die Zähne zu putzen und als i-Tüpfelchen 3–5 Tropfen Kräutertropfenmischung Nr. 11 in den Mund zu geben. Die Kräuter Salbei, Thymian, Odermennig, Hirtentäschel und Sanikel wirken desinfizierend und adstringierend und normalisieren den pH-Wert. Zudem ist frischer Atem garantiert.

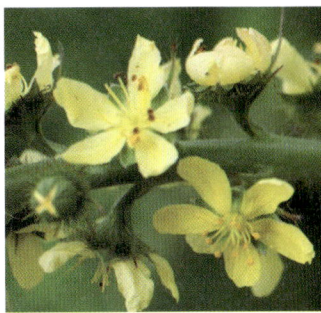

Odermennig

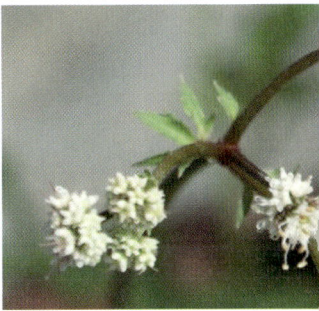

Sanikel

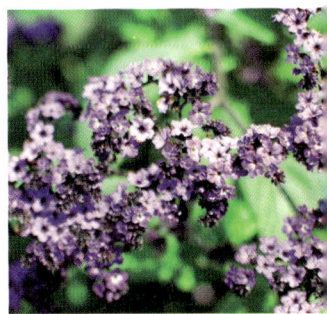

Thymian

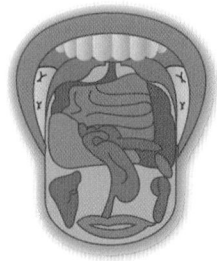

Für Fortgeschrittene

Nehmen Sie einen Esslöffel Sonnenblumenöl in den Mund, und ziehen/kauen Sie das Öl eine Viertelstunde lang. Spucken Sie anschließend das Ölgemisch wieder aus, und spülen Sie mit verdünntem Zitronensaft nach. Putzen Sie abschließend die Zähne und geben Sie sich 5 Tropfen Kräutertropfenmischung Nr. 11 auf die Zunge.

Muss es Sonnenblumenöl sein?

Es ist wichtig, darauf zu achten, kein Öl zu nehmen, das Sie für die Herstellung von Salatsoßen verwenden. Sonst kann Ihnen die Erfahrung der Ölziehkur möglicherweise den Geschmack an Rohkost verderben.

Sollte Ihnen der Geschmack puren Öles generell nicht behagen, können Sie das Öl auch durch einen guten, naturreinen Aloe-Vera-Saft oder Kokosöl ersetzen. Das Prozedere bleibt hierbei gleich.

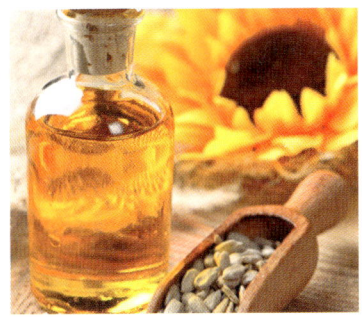

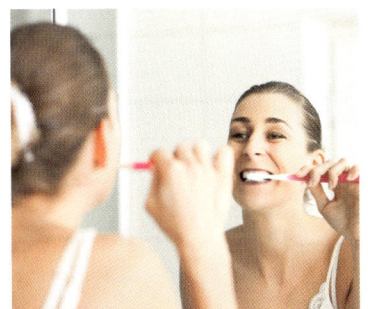

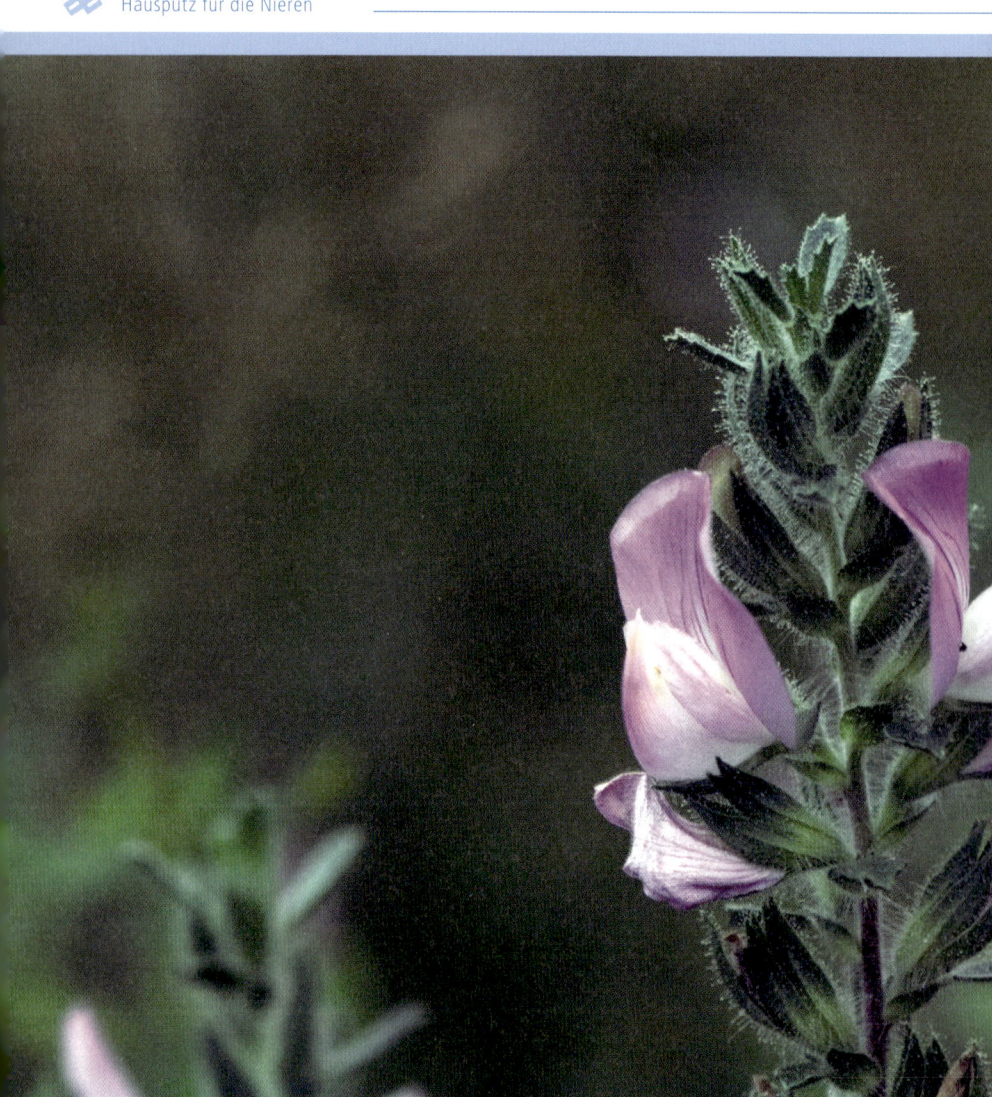

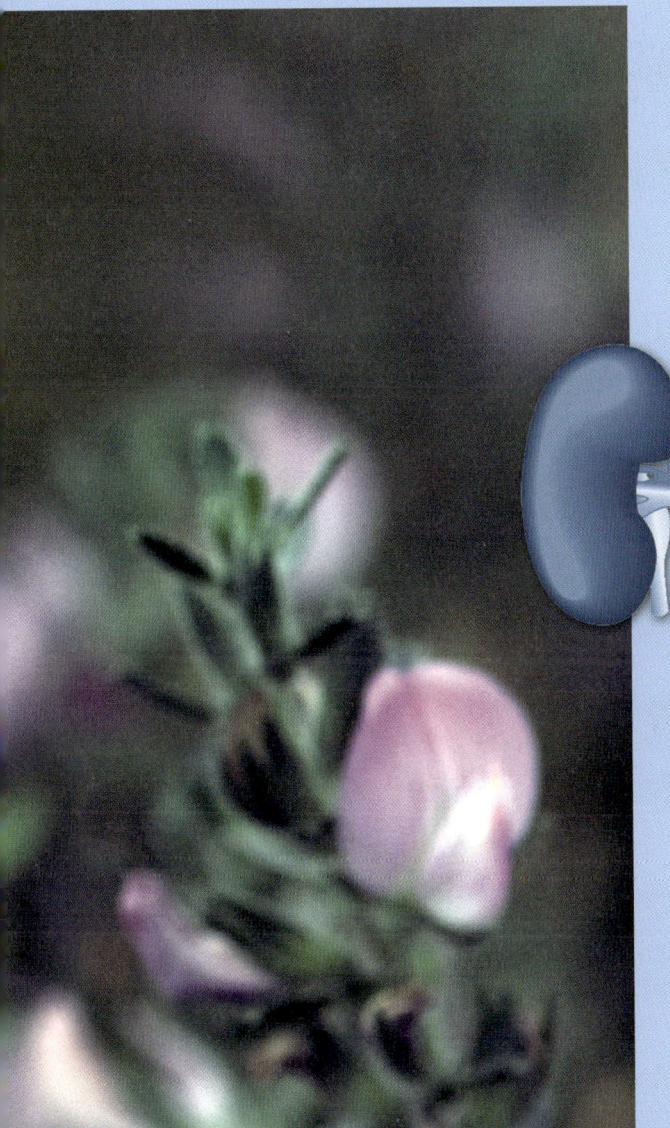

Der ultimative
Hausputz für
die Nieren

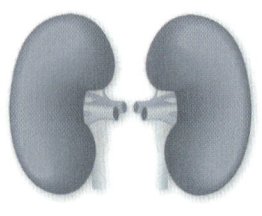

Der ultimative Hausputz für die Nieren

Hauptaufgabe der Nieren ist die Reinigung des Blutes. In den unzähligen, feinen Nierenkanälchen, den Tubuli, herrscht ein reges Treiben. Es wird aufgenommen, gefiltert, abgegeben, sortiert, wiederaufbereitet, oder ausgeschieden. So entsteht ein Konzentrat, das von der Blase aufgesogen und als Urin ausgeschieden wird. Die Nieren haben eine sehr intensive Beziehung zu Sauerstoff, nur das Herz und das Gehirn benötigen mehr Sauerstoff als die Nieren. Ein Wanderurlaub im Hochgebirge wird die Nieren anregen, einen Botenstoff auszusenden, der wiederum das Knochenmark dazu anregt, viele rote Blutkörperchen zu bilden, um der entstehenden Sauerstoffnot entgegenzuwirken.

Die Nieren haben also neben der Regulation des Wasserhaushalts auch ein großes Interesse daran, den Organismus zu »durchatmen«. Daher sollte bei Asthma oder Bronchialleiden auch immer an eine Unterstützung und/oder Reinigung der Nieren gedacht werden.

Allgemeiner Hinweis:
Aus rechtlichen Gründen hat die Autorin weitestgehend auf Produktnamen verzichtet. Für Rückfragen oder weitere Informationen sind auf Seite 181 Kontaktdaten angegeben. Darüber hinaus finden Sie auf Seite 182 Empfehlungen der Autorin zu Produkten und Instituten.

Der Nierenmeridian

Der Nierenmeridian beginnt direkt unter der Fußsohle. Daher führen kalte Füße häufig zu Blasenbeschwerden oder Erkältungen. In der asiatischen Medizin werden die Nieren deshalb auch als »Winterorgan« angesehen. Im Winter regeneriert sich die Natur für das kommende Jahr. Genauso braucht der Mensch die Nierenkraft als treibende Kraft zur Regeneration. Menschen, die sich zum Beispiel nur sehr langsam von einer Erkrankung erholen, haben fast immer eine schwache Nierenenergie. Die Nierenmaximalzeit liegt zwischen 17 und 19 Uhr. In dieser Zeit sollten wir uns von getaner Arbeit erholen und Kräfte für den Abend, die Nacht sowie den nächsten Tag sammeln. Daher eignet sich die Feierabendzeit ideal für ein ansteigendes Fußbad. Die Nieren haben ihr Energietief morgens zwischen 5 und 7 Uhr. Wachen Sie also morgens früh auf und ist Ihnen trotz warmer Decken kalt, sind Ihre Nieren schwach. Zu ihrer Vitalisierung helfen ansteigende Fußbäder am frühen Abend (also während der Nierenmaximalzeit), eine generelle Entsäuerung mit Basenmitteln, die Einnahme von Nierenkräutertropfenmischung und eine gründliche Nierenreinigung.

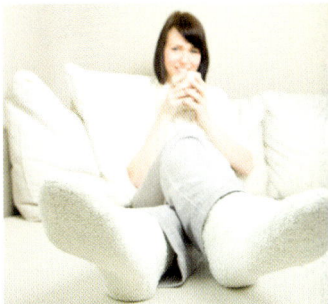

Nierentee

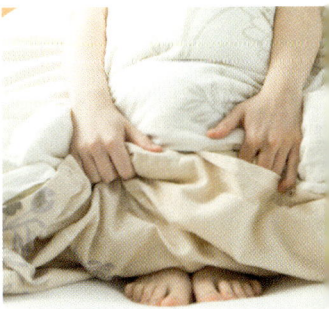

Warme Füße

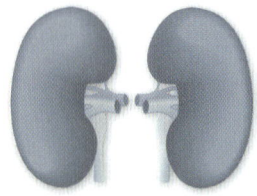

Ansteigendes Fußbad

Planen Sie etwa eine gemütliche halbe Stunde ein.

Sie brauchen:

> eine Fußwanne mit einer Handbreit voll körperwarmem Wasser
> in diesem Wasser 3–4 Esslöffel Totes-Meer-Salz lösen
> eine Wärmflasche
> kochend heißes Wasser (aus einem Wasserkocher)
> eventuell eine Decke, um sich darin einzumummeln
> Entspannungsmusik (wenn Sie möchten)

Setzen Sie sich nun gemütlich auf einen Stuhl, die Wärmflasche im unteren Rücken, um die Nieren zu erwärmen, die Füße im warmen Wasser, den Wasserkocher in Reichweite.

Geben Sie immer, wenn das Wasser etwas abgekühlt ist, heißes Wasser in die Fußwanne nach. Es soll eine »stetig ansteigende Temperatur« erreicht werden. Es wird dann ca. 20–30 Minuten dauern, bis Sie anfangen, am ganzen Körper zu schwitzen. Damit haben Sie die maximale Nierenkraft erreicht. Kurz abtrocknen und zur Nachtruhe begeben.

Tipp:
Haben Sie eine verstopfte Nase, einen »dicken« Kopf, Halsweh oder vielleicht eine Erkältung, bei der das Fieber nicht richtig ansteigen will, um die Erreger »wegzukochen«? Dann regen Sie Ihren Nierenstoffwechsel mithilfe von ansteigenden Fußbädern an!

Wasserhaushalt

Die Nieren regeln den Wasserhaushalt. Steht ihnen genügend Flüssigkeit zur Verfügung, können sie großzügig damit umgehen. Die Ausscheidung der Schlacken erfolgt dann ohne Schwierigkeiten. Trinkt man allerdings zu wenig oder das Falsche, muss die Filtration der Schadstoffe konzentrierter vorgenommen werden. Dadurch wird die Arbeitsanforderung an die Nieren größer. Mit reinem Wasser wird die Nierenarbeit am besten unterstützt. Wenn Sie Ihr Körpergewicht mit 0,03 multiplizieren, dann erhalten Sie als Ergebnis die für Sie richtige Trinkmenge in Litern.

(Beispiel: Das Körpergewicht beträgt 70 kg. 70 x 0,03 ergibt eine Trinkmenge von 2,1 Litern pro Tag.)

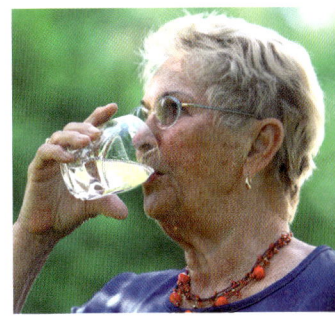

TRINKEN!

Trinkgewohnheiten

Hat der Mensch ein überhöhtes Trinkbedürfnis, läuft er Gefahr, zu viele Mineralstoffe und Spurenelemente mit dem Urin auszuscheiden. In diesem Fall hilft ein Kombinationspräparat aller zwölf Schüßler-Salze. Alternativ können Sie aber auch das Essen einfach mit etwas mehr Salz abschmecken. Salz hilft, Flüssigkeit im Körper zu binden, und dies führt wiederum dazu, allmählich die Trinkmenge zu verringern.

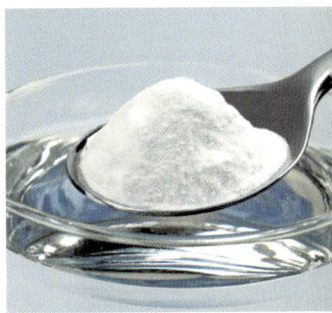

Basenmittel

Sollte aber das Gegenteil der Fall sein, und Sie vergessen ständig das Trinken, dann hilft folgender aus der ayurvedischen Medizin stammender Trick: Trinken Sie jeden Morgen gleich nach dem Aufstehen einen Becher abgekochtes, heißes Wasser, in das Sie eine Prise gutes

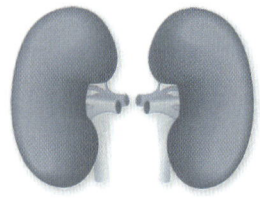

Salz – reich an Spurenelementen, aber frei von Jod und Fluor – gegeben haben. (Hierfür eignet sich ein reines Stein-, Meer-, Halit- oder Himalajasalz.) Die Prise Salz macht das Wasser schmackhaft, aber insbesondere erhöht es Ihr Trinkbedürfnis für den bevorstehenden Tag. Das Wasser wird Ihrem Körper helfen, die angesammelten und über Nacht konzentrierten Schlacken mithilfe von Stuhl und Urin auszuscheiden.

Wasser ist nicht gleich Wasser

Für unsere Gesundheit ist trinken ebenso wichtig wie essen! Schließlich besteht unser Körper zu etwa zwei Dritteln aus Wasser! Zum einen dient es als Transportmittel, beispielsweise für Nährstoffe, und ist Bestandteil von Blut, Harn und Schweiß, zum anderen dient es als Lösungsmittel für fast alle Stoffwechselendprodukte der Körperzellen.

Sie sollten ausschließlich »stilles« Wasser trinken. Ist das Wasser mit Kohlensäure versetzt oder ist sein Mineralstoffgehalt zu hoch, gilt es als »gesättigt«. Es ist dann nicht in der Lage, Schlacken aus dem Körper zu binden und abzutransportieren. Wasser sollte frei von Nitrit, Arsen, Medikamentenrückständen und Schwermetallen sein. Gutes, sauberes, munteres Wasser ist optimalerweise ein Quellwasser und sollte aus einem Naturschutzgebiet kommen.[4] Probieren Sie doch einmal den Unterschied!

4) Die Qualität eines guten Wassers wird durch seinen Ursprung, seine Abfüllung, seinen Transport und seine Struktur bestimmt. Wasser einer artesischen (frei fließenden) Quelle, die in einem sauberen Naturschutzgebiet entspringt, ohne mechanischen Druck abgefüllt und in Glasflaschen transportiert, stellt uns seine lebendige Struktur zur Verfügung.

Nierenprobleme

Wenn man bedenkt, dass die Nieren unsere Abwasser-entsorgungsorgane sind, dann ist es verständlich, dass sich dort Schlackenstoffe und Ablagerungen in den unzähligen engen Nierentubuli oder Nierenkanälchen absetzen. Die Hauptaufgabe der Nieren findet in diesem einzigartigen Filtersystem statt. Durch Filtrierung des Blutes bilden die Nieren den sogenannten Primärharn. Daraus resorbiert der Körper Aminosäuren, Elektrolyte und Wasser. Unbrauchbare Schlacken werden mit dem Endharn ausgeschieden. Oftmals verstopfen die feinen Tubuli der Nieren durch Nierengries. Dies kann zu Nierensteinbildung führen, zu einer Blockade und Minderung ihrer Arbeitsfähigkeit, damit zu einem Nierenstau. Werden Substanzen wie Oxalat und Harnsäure nicht schnell genug ausgeschieden, können sie auskristallisieren und Steine bilden. In den auf diese Weise entstehenden Staus können sich Bakterien und Parasiten ansiedeln, wodurch die Ausscheidung weiter erschwert würde.

Nicht mehr voll funktionsfähige Nieren können folgende Beschwerden nach sich ziehen:

> Schmerzen im unteren Rücken, denn die haben oft mit einer Nierenproblematik zu tun.

> Ein krampfhaft angespannter Hüftbeuger (Ms. Iliopsoas) ist immer ein Anzeichen für eine Nierenverschlackung.

> Bluthochdruck, Gelenkschmerzen, schmerzende Muskulatur, Hautkrankheiten, Ödeme (Wasseransammlungen in Beinen und Armen), Asthma, chronische Bronchitis und die berühmte Gicht haben alle eines gemeinsam … Fragen Sie Ihre Nieren!

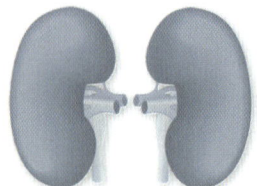

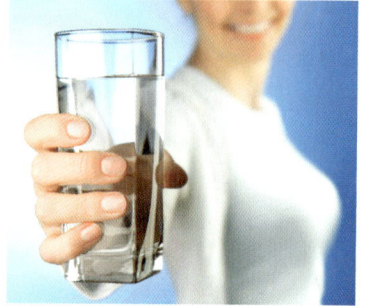

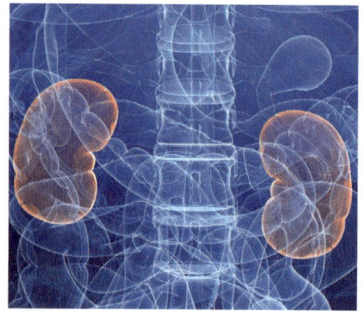

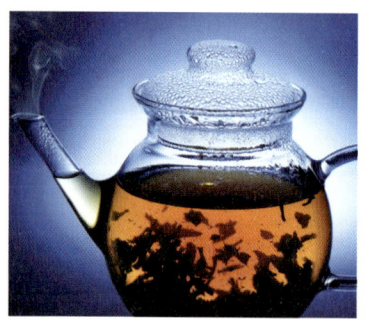

Nierenpflege

Das A und O der Nierenpflege ist TRINKEN! Wichtig dabei ist, dass Sie reines Wasser trinken. Kein Mensch käme auf die Idee, Kleidung in Cola zu waschen, die Wohnung mit Orangensaft zu putzen oder seinem Hund Limonade als Getränk vorzusetzen! Nur der »moderne« Mensch – belehrt von der Werbung – scheint die reinste aller Flüssigkeiten, das gesunde Wasser, zu vergessen.

Wenn wir unsere Wohnung putzen, geben wir dem Wasser einen Schuss Putzmittel hinzu, und um unseren Körper zu reinigen, eignen sich Kräuter als unterstützende Reinigungsmittel.

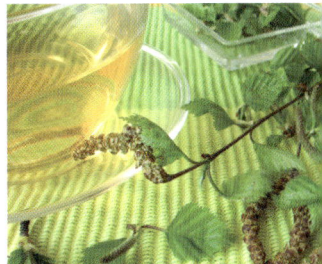

Birkenblätter

Nierenkräuter

Tees, die die Nieren unterstützen und sich gut für die Anwendung zu Hause eignen, sind zum Beispiel der heimische Schachtelhalm, die Brennnessel, grüner Hafer oder Birkenblätter.

Therapeutisch werden oft Goldrute (Solidago), Glaskraut, Giersch, Hauhechel, Koriander oder Ingwer eingesetzt, um die Nierenaktivität zu unterstützen.

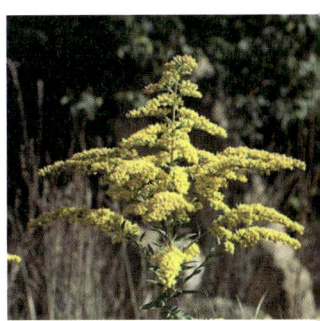

Solidago

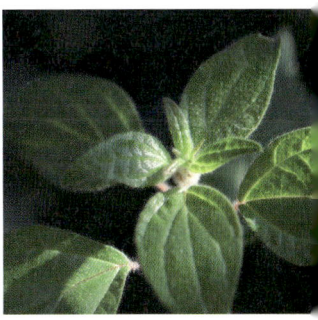

Glaskraut

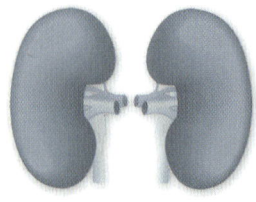

Verwöhnen Sie sich während der Nierenreinigungszeit mit Basenbädern

Zur Unterstützung der Nierenreinigung und als gemütliche Entschlackungsmaßnahme eignen sich basische Vollbäder. Drei Esslöffel Basensalze heben das Badewasser auf einen pH-Wert von etwa 8,5 an. Durch dieses Konzentrationsgefälle werden die überflüssigen Säuren in Ihrem Körper ausgeschieden. Das Wasser sollte nicht zu heiß sein, und Sie können sich gerne zwei bis drei Stunden in der Badewanne aufhalten. Zur gezielten Anregung des Stoffwechsels und zur Unterstützung der Entgiftung kann alle 10 Minuten eine Ganzkörperbürstung in Ausscheidungsrichtung helfen.

Lesen Sie hierzu auch das Kapitel »Bin ich sauer?« (siehe Seite 126), das sich mit Übersäuerung auseinandersetzt.

Nierenreinigung –
»Sanders System«

Diese in meiner Praxis sehr bewährte Nierenreinigung basiert weitgehend auf der Expertise und den Kräutertropfenmischungen eines hervorragenden deutschen Kräutergartens. Diese hochwirksamen heimischen Kräuter, wie sie schon die alten Germanen, die Klosterheilkräuterkundigen und Kräuterkundige aller Zeiten anwendeten, besitzen alle exzellente Bio-Qualität. Wetter, Mond und Tageszeit bestimmen über Erntezeit, aus handverlesenen Kräutern werden vor Ort die hochwertigen Kräutertropfenmischungen hergestellt.

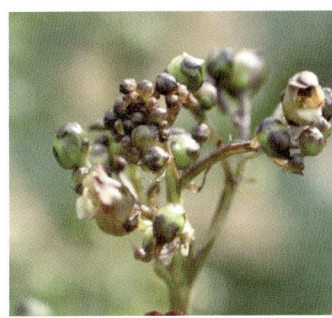

Braunwurz

Des Weiteren bietet die Anwendung von M-Sole posaktiv Diagnostik und Therapie in einer Flüssigkeit. Diese Flüssigkeit besteht aus Wasser und Kristallsalz und wurde durch ein spezielles Verfahren wasserstoffarm gemacht. Dadurch hat diese Flüssigkeit einen hohen pH-Wert (basisch), eine hohe Konzentration an negativ geladenen OH-Ionen und weißt eine Vielfalt an positiv geladenen Mineralionen wie Natrium, Kalzium, Magnesium und Kalium auf.

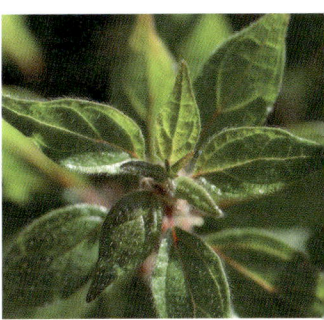

Glaskraut

Am Geschmack von M-Sole posaktiv können sie erkennen, ob der Säuregehalt in Ihrem Körper zu hoch ist: Je intensiver der ungewöhnliche Geschmack ist, desto übersäuerter sind Ihre Zellen. Der Geschmack verändert sich nach einer mehrtägigen Einnahme. Das zeigt an, dass der Säureüberschuss in den Zellen abgebaut wird.

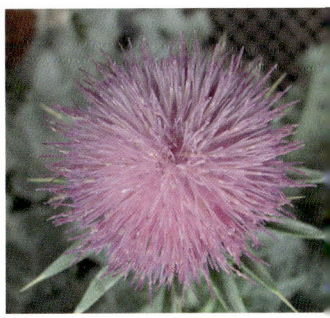

Mariendistel

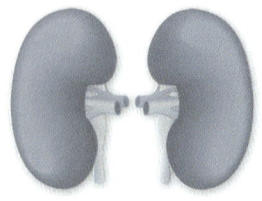

M-Sole posaktiv löst Säuren bereits im Rachenraum auf, und zwar in deren ursprüngliche Bestandteile Wasser und Salze. Und es sind diese Salze, die Sie schmecken. Je weniger Salze Sie schmecken, desto weniger Säuren werden gelöst, d. h., desto geringer ist die Säurebelastung.

Nach dem Jahreswechsel, im ausklingenden Winter, aber vor einer Leberreinigung, ist eine Nierenreinigung angesagt. Der zeitliche Aufwand ist gering. Dabei ist es wichtig, dass keine Unterbrechungen in der Anwendung stattfinden. Sie können und sollten die Nierenreinigung bedenkenlos über mehrere Wochen oder Monate hinweg durchführen.

Benötigt werden:

▷ **Kräutertropfenmischung Nr. 3:** fördert die Nierenfunktion, entwässert, wirkt antiseptisch und stärkt den Nierenmeridian

▷ **Kräutertropfenmischung Nr. 10:** entlastet die Nieren durch Abtransport eventueller Schwermetalle

▷ **Kräutertropfenmischung Nr. 17:** regt den Lymphfluss an, leitet das Körperwasser zur Niere hin **(Genereller Hinweis:** Der Inhalt einer Kräutertropfenmischung reicht für 2 bis 2½ Monate Einnahme aus.)

▷ **M-Sole posaktiv:** (500–1000 ml) zur Zellentsäuerung

▷ **Schachtelhalm, Brennnessel und grüner Hafer** getrocknet, in Bio-Qualität

▷ **frischer Ingwer:** aus dem Bio-Gemüseladen

Durchführung:

Die Kräutertropfenmischung dreimal am Tag jeweils vor den drei Hauptmahlzeiten einnehmen. Sie werden direkt auf die Zunge gegeben und sollen möglichst über die Mundschleimhaut resorbiert werden.

Zusätzlich zu den Kräutertees sollten Sie in ausreichender Menge gutes Wasser trinken (siehe »Empfehlungen«, Seite 182).

1. Tag

▷ Befüllen Sie eine Thermoskanne z. B. mit Schachtelhalmtee, den Sie über den Tag verteilt trinken.

▷ 3-3-3 Tropfen[5] Kräutertropfenmischung Nr. 17

▷ Trinken Sie morgens und abends ca. 20–25 ml (ein Schnapsglas) M-Sole posaktiv.

2. Tag

▷ Befüllen Sie eine Thermoskanne z. B. mit Brennnesseltee, den Sie über den Tag verteilt trinken.

▷ 3-3-3 Tropfen Kräutertropfenmischung Nr. 17

▷ Trinken Sie morgens und abends ca. 20–25 ml (ein Schnapsglas) M-Sole posaktiv.

3. Tag

▷ Befüllen Sie eine Thermoskanne z. B. mit Ingwertee, den Sie über den Tag verteilt trinken.

▷ 3-3-3 Tropfen Kräutertropfenmischung Nr. 17

▷ 3-3-3 Tropfen Kräutertropfenmischung Nr. 3

▷ Trinken Sie morgens und abends ca. 20–25 ml (ein Schnapsglas) M-Sole posaktiv.

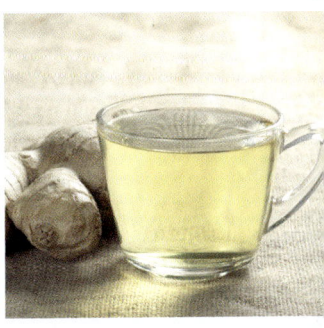

Ingwerwasser

5) Diese Notation bedeutet »morgens 3 – mittags 3 – abends 3«.

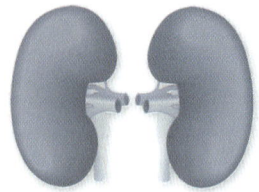

4. Tag

> Befüllen Sie eine Thermoskanne z. B. mit grünem Hafertee, den Sie über den Tag verteilt trinken.

> 3-3-3 Tropfen Kräutertropfenmischung Nr. 17

> 3-3-3 Tropfen Kräutertropfenmischung Nr. 3

> Trinken Sie morgens und abends ca. 20–25 ml (ein Schnapsglas) M-Sole posaktiv.

5. Tag

> Befüllen Sie eine Thermoskanne z. B. mit Schachtelhalmtee, den Sie über den Tag verteilt trinken.

> 3-3-3 Tropfen Kräutertropfenmischung Nr. 17

> 3-3-3 Tropfen Kräutertropfenmischung Nr. 3

> 3-3-3 Tropfen Kräutertropfenmischung Nr. 10

> Trinken Sie morgens und abends ca. 20–25 ml (ein Schnapsglas) M-Sole posaktiv.

Die Dosis des fünften Tages halten Sie bitte noch mindestens für weitere 21 bis 28 Tage konstant aufrecht. Wenn Sie sich dabei gut fühlen, können Sie die Menge der Kräutertropfenmischung Nr. 3 über 5-5-5 Tropfen auf bis zu 8-8-8 Tropfen steigern. Ein Ziehen im unteren Rücken oder dunkle Ränder unter den Augen sind immer ein Zeichen dafür, dass die Nieren für ihre Verhältnisse zu stark arbeiten müssen. Dann die Menge der Kräutertropfenmischung Nr. 3 wieder etwas reduzieren.

Sie sollten so lange die Nierenreinigung fortführen und M-Sole posaktiv einnehmen, bis diese neutral schmeckt. Dann ist Ihr Säure-Basen-Haushalt wieder ausgeglichen und ihre Nieren Ihnen froh und dankbar.

Gutes Gelingen!

Hinweis für »Quereinsteiger«

Für alle, die generell sehr bewusst und respektvoll mit ihrem Körper umgegangen sind, gibt es die Zwei-Wochen-Blitzreinigungskur (siehe Kapitel »Der ultimative Hausputz für die Zellen«, Seite 120).

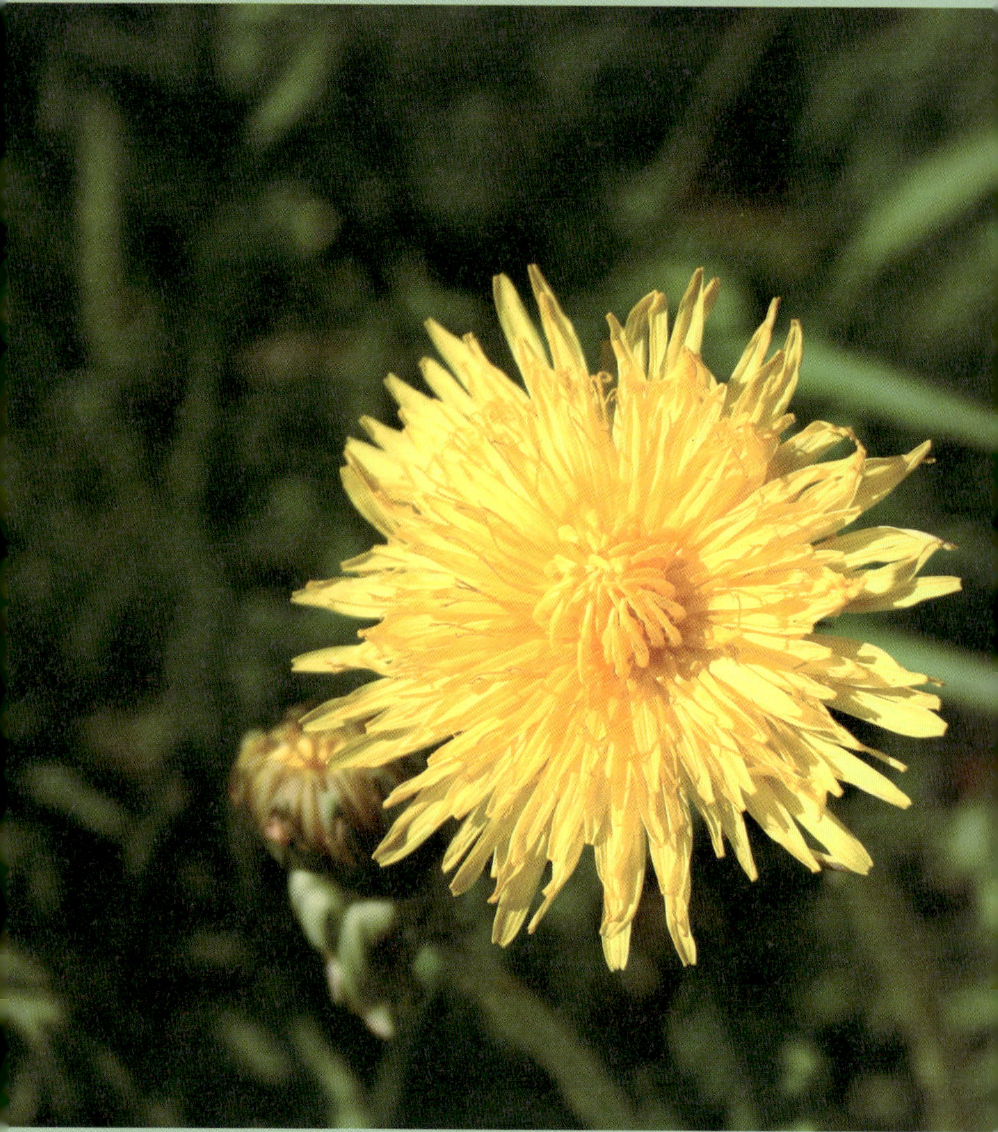

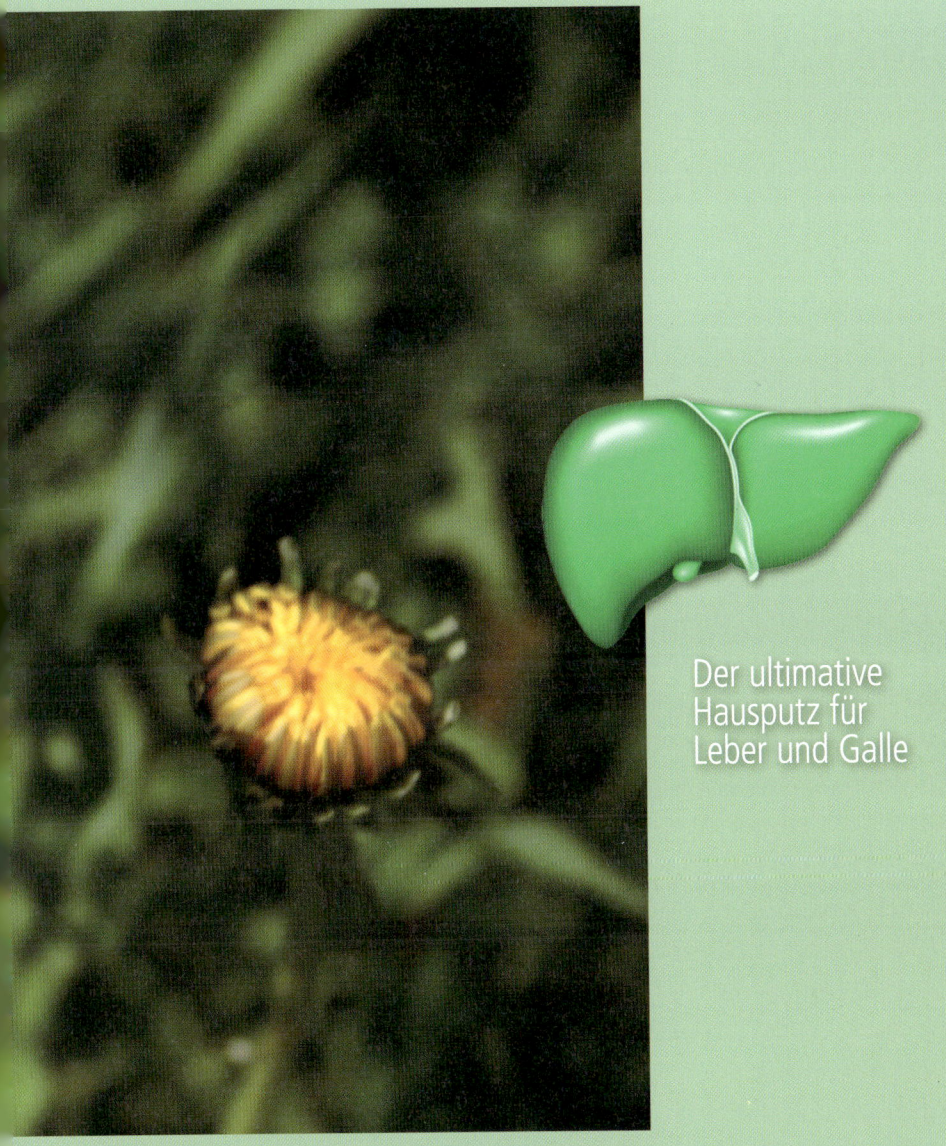

Der ultimative
Hausputz für
Leber und Galle

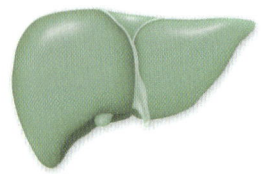

Der ultimative Hausputz für Leber und Galle

Die Leber – unser größtes Stoffwechselorgan

Alle Nahrungsmittel werden von den Verdauungssäften des Magens, der Bauchspeicheldrüse und der Galle gelöst, um anschließend dem Körper über den Darm für die weitere Verarbeitung zur Verfügung zu stehen. Als Erstes gelangen die aus der Nahrung gewonnenen Inhaltsstoffe über das Blut in die Leber. Die Leber gestaltet daraus genau das, was der Körper in dem Moment benötigt. Vitamine, Cholesterin, Eiweiße, Mineralstoffe und vieles mehr werden von der Leber aufgebaut und an den Körper weitergeleitet.

Stoffwechselendprodukte, Medikamente, Hormone und Umweltgifte, die der Körper entsorgen muss, filtert die Leber aus dem Blut und sondert sie über die Gallenflüssigkeit ab. Alle drei Minuten wird das gesamte Blut einmal durch die Leber gefiltert!

Gallensteine in der Leber?

Allgemeiner Hinweis:
Aus rechtlichen Gründen hat die Autorin weitestgehend auf Produktnamen verzichtet. Für Rückfragen oder weitere Informationen sind auf Seite 181 Kontaktdaten angegeben. Darüber hinaus finden Sie auf Seite 182 Empfehlungen der Autorin zu Produkten und Instituten.

Unter normalen Umständen wird die Leber allen ihren über 500 verschiedenen in der Literatur beschriebenen Aufgaben gerecht. Denaturierte Nahrungsmittel, Farb- und Konservierungsstoffe, künstliche Hormone und Transfettsäuren sowie ungesunde Umwelteinflüsse, Parasiten, Stress, Ärger und Bewegungsmangel überlasten die Leber jedoch. Werden unsere Nahrungsmittel im Darm nicht gut verdaut, gären Sie vor sich hin und es

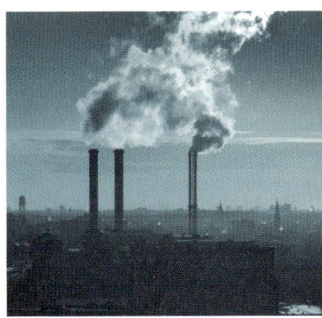

Umweltgifte

entstehen Fuselalkohole. Diese müssen, genau wie konsumierte Alkoholika, über die Leber abgebaut werden. Solch eine körpereigene »Destille« kann zu schweren Leberbelastungen führen.

Dann fühlen wir uns müde und abgeschlagen, haben trübe Augen und wachen nachts oft zur sogenannten Leberzeit, also zwischen 1 und 3 Uhr, auf. Ist die Leber über längere Zeit hinweg überlastet, entstehen in den engen Gallengängen innerhalb der Leber steinähnliche Gebilde aus Gallenschlick. Diese allgemein als »Gallensteine« bezeichneten Schlicksteine verstopfen die Gänge und verhindern den freien Abfluss der Gallenflüssigkeit – die Leber arbeitet langsamer, sie verschlackt.

Gallenflüssigkeit

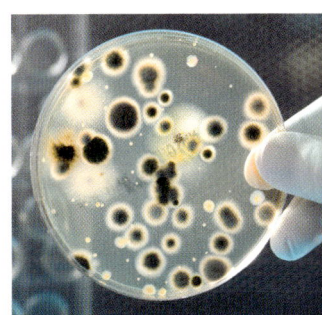

Toxische Bakterien

Galle ist eine grüngelbe Flüssigkeit, die in der Leber gebildet wird. Sie transportiert die gelösten Toxine aus der Leber ab. Gelangt diese Gallenflüssigkeit in den Zwölffingerdarm, hilft sie dort bei der Verdauung von Fetten und Proteinen. Gleichzeitig sorgt sie im Darm für das Säure-Basen-Gleichgewicht und vertreibt schädliche Bakterien und Parasiten. Pro Tag stellt die Leber ca. ½ bis 1 Liter Gallenflüssigkeit her.

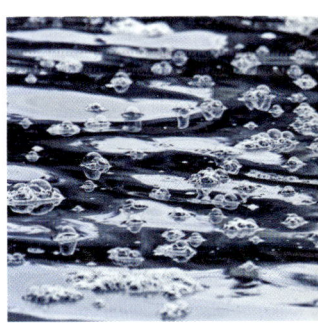

Verschmutzungen

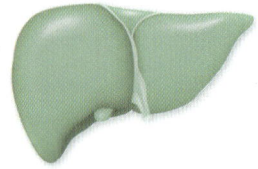

Die Gallenblase

… dient als Vorratsspeicher der Gallenflüssigkeit. Normalerweise fließt immer genug Gallensaft in den Darm, um die Verdauung ausreichend zu unterstützen. Für Zeiten erhöhten Bedarfs, zum Beispiel wenn die Mahlzeit einmal besonders viel Fett enthält, wird in der Gallenblase der zuvor eingedickte Gallensaft wieder mit Wasser verdünnt und dann zusätzlich in den Darm abgegeben. Bitterstoffe aus Löwenzahn, Enzianwurzel oder Wermut regen die Aktivität des Gallenflusses stark an. Daher trinkt man zur Verdauung gerne einen Magenbitter vor einem Festmahl. Mit dem Gallensaft können aber auch die in der Leber aus Gallenschlick gebildeten Schlicksteine in die Gallenblase gelangen. Während einer sehr schmerzhaften Gallenkolik versucht die Gallenblase, diese Schlicksteine bzw. echten Gallensteine durch krampfartiges Zusammenziehen wieder loszuwerden.

Gallensteine/Gallenschlicksteine

Eine fundierte Laboranalyse gibt oft mehr Hinweise auf verklumpten Gallenschlick (Schlicksteine) als eine Ultraschalluntersuchung! Liegt der Eisen/Kupfer-Quotient unter 0,8, dann liegt ein Stau in der Gallenblase vor. Ist der Wert der alkalischen Phosphatase erhöht, gibt es einen Gallenstau in den abgehenden Gallengängen innerhalb der Leber. Lediglich echte, d. h. mineralisierte Gallensteine werden im Ultraschall sichtbar. Es ist immer wieder erstaunlich, wie viele nicht verkalkte Verklumpungen bei einer Leber-Galle-Reinigung zutage kommen, obwohl das Ultraschallbild unauffällig war. Diese Schlicksteine

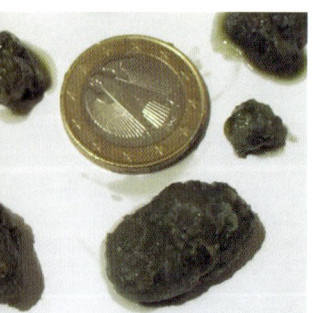

Gallenschlicksteine

brauchen Jahre, um es zu einer »stattlichen Größe« von bis zu 2 cm zu bringen. Oftmals beherbergen sie in ihrer Mitte eingekapselte Parasiten (ähnlich wie bei einer Auster, die um ein Sandkorn eine Perle gebildet hat).

Bemerkenswert ist auch, wie viele Schlicksteine bis hin zu echten Gallensteinen schmerzlos das Leber-Galle-System verlassen, wenn regelmäßig eine Reinigung durchgeführt wird.

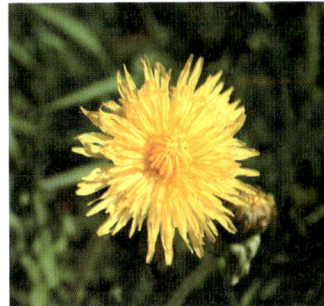
Löwenzahn

Bevor Ihnen vor Wut die Galle überläuft

… befreien Sie sich lieber regelmäßig von dem Stau, der mit einer großen Menge an Gallenschlick unweigerlich nicht nur ihre Verdauung behindert, Parasiten zulässt und Ihre Leber belastet, sondern Ihnen auch Ihre Laune verdirbt!

Sie kennen den Effekt, wenn ein Choleriker (ein Galle-Mensch) sich so richtig »Luft gemacht« hat, er »geplatzt« ist und herumgebrüllt hat und vielleicht Gegenstände geflogen sind? Nach dem Ausbruch geht es ihm wieder gut, und alles ist vergessen. Ähnlich entspannt werden Sie sich nach einer erfolgreichen Gallenreinigung fühlen.

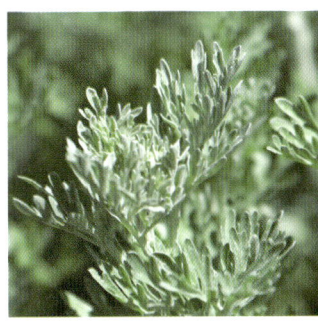
Wermut

Die Liste der Symptome, aufgrund derer sich eine Leber-Galle-Reinigung lohnt, ist sehr lang. Hier eine Auswahl:

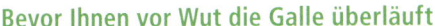

- Allergien
- Darmprobleme, Verstopfung, Blähungen, Übelkeit nach dem Essen
- Schmerzen und Bewegungseinschränkung in der rechten (!) Schulter

- alle chronischen Krankheiten wie Rheuma, Arthrosen, Fibromyalgie
- Müdigkeit, Antriebslosigkeit, leichtes Frösteln
- häufiges Erwachen in der Nacht, besonders zwischen 1 und 3 Uhr

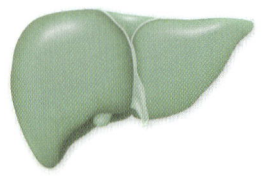

Der Kaffee-Einlauf –
eine einfache und wirkungsvolle Methode, den Gallenfluss anzuregen

Der Kaffee-Einlauf ist eine der besten, günstigsten und effektivsten Reinigungsverfahren für das gesamte Leber-Galle-System. Wichtig ist auch, dass man diese wunderbare Reinigung zu Hause und ganz ohne fremde Hilfe durchführen kann!

Historie

Die Heil- und schmerzlindernde Wirkung von Kaffee-Einläufen wurde zufällig während des Ersten Weltkrieges entdeckt. Als Morphium und andere schmerzlindernde Mittel für die verwundeten Soldaten knapp wurden, gab das Pflegepersonal in Ermangelung eigentlicher Therapiemöglichkeiten einfache Wassereinläufe. Irgendwann kam die Idee auf, dem Wasser Kaffee beizumengen. Als die Soldaten über Schmerzlinderung und generelles Wohlbefinden berichteten, war der Kaffee-Einlauf etabliert.

Kaffee-Einlauf?

Beim Kaffee-Einlauf wird frisch gebrühter, jedoch abgekühlter biologisch-organischer Kaffee direkt in den Enddarm eingebracht. Der Kaffee wird dabei durch die Darmwand resorbiert und ohne Umwege über das sogenannte Pfortadersystem in die Leber transportiert.

Dort lösen sowohl die Bitterstoffe als auch das Koffein eine deutliche Reaktion aus, die zu einer Kontraktion (Zusammenziehen) der Gallenwege führt. Dadurch werden große Mengen Gallenflüssigkeit direkt in den Dünndarm abgegeben, begleitet von angesammelten Toxinen und Schlackenstoffen.

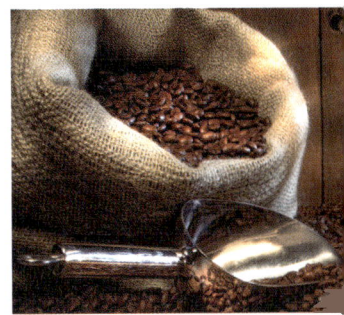

Der Kaffee-Einlauf bewirkt also eine Reinigung der Leber sowie ihres Speicherorgans, der Gallenblase! Weiterhin bewirkt der Kaffee-Einlauf eine Reinigung des Rektums und der sogenannten Ampulle (ein kleiner Abschnitt direkt vor dem Rektum). Diese sollten immer leer sein, weil sonst die Gifte, die eigentlich über den Stuhl ausgeschieden werden sollen, unnötig von dieser Region in den Körper resorbiert werden und wieder in die Leber gelangen.

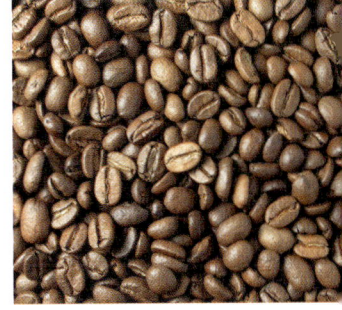

Zusätzlich bewirkt der Kaffee-Einlauf eine reflektorische Bewegung des Dickdarms, sodass es auch zu einer guten Stuhlentleerung aus höheren Regionen des Darmes kommt.

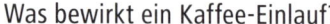

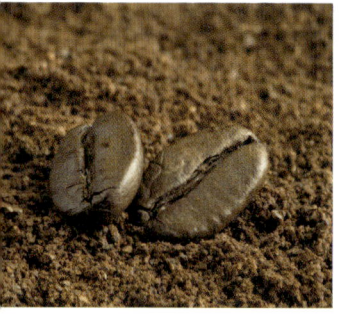

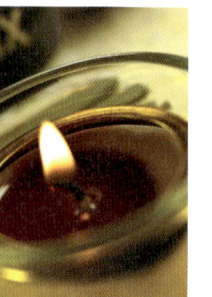

Was bewirkt ein Kaffee-Einlauf?

▷ Erweiterung der Blutgefäße des Pfortader-Kreislaufes und Öffnung der Gallengänge

▷ Die Gallenproduktion wird angeregt. Einzigartig unter den Choleretika (das sind die Galle anregende Mittel) ist, dass die Enzyme des Kaffees eine Rückresorption der toxischen Anteile der Galle über die Darmschleimhaut verhindern.

▷ Theophylline und Theobromine, wichtige Stoffe im Kaffee, erweitern die Gefäße des Darmes und wirken dort Entzündungen entgegen.

▷ Die Palmitate im Kaffee verstärken die Glutathion-S-Transferasen, die für die Entfernung toxischer Radikale in Blut und Serum verantwortlich sind.

▷ Die Flüssigkeit an sich bewirkt eine Stimulation des gesamten Körpers.

▷ Weil der Kaffee-Einlauf idealerweise bis zu 15 Minuten gehalten wird (das gesamte Blut des Körpers durchströmt die Leber ca. alle 3 Minuten), ist der Einlauf mit Kaffee einer Art Dialyse über die Darmschleimhaut gleichzusetzen. Es kommt zu einer starken Reinigung und Entgiftung des Körpers.

▷ allgemeine Schmerzlinderung

Sie benötigen:

▷ gemahlenen Bio-Kaffee (Dieser Kaffee darf auf keinen Fall koffeinfrei sein, und auch Instantkaffee eignet sich nicht.)

▷ einen Irrigator mit langem, flexiblem Darmrohr aus der Apotheke (Ein starres Kurzrohr dient lediglich der Darmentleerung mit Wasser. Das lange, flexible Darmrohr transportiert den Kaffee etwas höher in den Darm und ermöglicht somit eine längere Verweildauer des therapeutisch wirksamen Kaffees im Darm. Der Irrigator selbst muss ein Fassungsvermögen von mindestens 1 Liter Flüssigkeit haben.)

▷ eventuell ein Bügelbrett

▷ eine flüssigkeitsabweisende Unterlage (bewährt hat sich die »MoliNea plus D«-Unterlage fürs Bett)

▷ eine Wärmflasche

▷ Entspannungsmusik, Duftkerzen

▷ 45 Minuten Zeit

Durchführung:

▷ Die beste Zeit für den Einlauf ist morgens zwischen 5 und 7 Uhr, der Dickdarmmaximalzeit.

▷ 3 Esslöffel gemahlenen Bio-Kaffee zusammen mit einem Liter Wasser in einen Topf geben und mit geschlossenem Deckel zum Kochen bringen. Kurz vor dem Siedepunkt den Deckel abnehmen und den Kaffee 10 Minuten ohne Deckel weiterköcheln lassen.

▷ Nach der Kochzeit den Topf in ein Kaltwasserbad stellen, sodass der Kaffee schneller auf Körpertemperatur abkühlen kann. Konstantes Rühren beschleunigt den Abkühlungsprozess. Wenn der Kaffee Körpertemperatur erreicht hat, die Flüssigkeit in den Irrigator füllen. Der Kaffeesatz bleibt automatisch im Topf zurück.

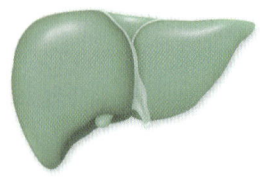

> Den Irrigator zum Beispiel auf einem Bügelbrett neben dem Bett platzieren – um ein Einlaufgefälle zu erreichen. Eventuell breiten Sie eine Unterlage auf Ihrem Bett aus. Das Darmrohr des Irrigators mit etwas Vaseline gleitfähiger machen. Nun auf die linke Körperseite legen, das rechte Knie anziehen und das Darmrohr langsam tief einführen. Jetzt den Hahn am Irrigatorschlauch öffnen, entspannen, tief atmen und den Kaffee langsam und in ausgedehnten Intervallen einlaufen lassen.

> Die Leber wird sich freuen, wenn während der ganzen Prozedur eine Wärmflasche auf dem rechten unteren Rippenbogen liegt und eine Entspannungsmusik im Hintergrund spielt.

> Wenn der ganze Kaffee Platz im Darm gefunden hat, das Irrigatorrohr gut schließen und aus dem Darm entfernen. Noch eine Weile so liegen bleiben!

> Der Kaffee sollte nun möglichst 5–15 Minuten im Darm gehalten werden. Während dieser Zeit gerne auch über den Rücken auf die rechte Körperseite drehen oder auch gemütlich auf dem Rücken liegen.

> Bei Bedarf kann der Kaffee-Einlauf täglich wiederholt werden.

Sollten Sie

… aufgrund heftigen Stuhldrangs den Kaffee recht bald nach dem Einlauf wieder ausscheiden müssen, lohnt es sich, beim nächsten Versuch vorher einen Warmwasser-Einlauf durchzuführen. Dieser wirkt darmentleerend, und der dann anschließende Kaffee-Einlauf regt die Leber-Galle-Entgiftung an.

Sollte der geübte Darm nach einem Kaffee-Einlauf allen Kaffee »aufsaugen«, dann führen Sie anschließend einen Warmwasser-Einlauf durch – denn die Schlacken sollten unbedingt ausgeschieden werden.

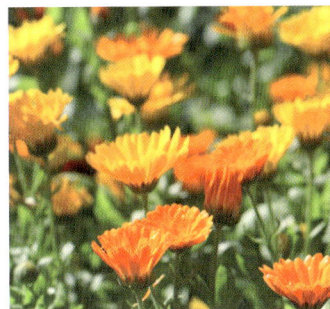

Calendula

Sie erwartet

… ein wunderbar wohlig-warmer Bauch, zudem werden Sie über Stunden herrlich wach sein! Die Investition eines Irrigators und eines Pfundes Bio-Kaffee lohnt sich also.

Unterstützendes

Nach dem ersten Kaffee-Einlauf kann es möglicherweise, jedoch nur kurzfristig, zu einem »Katergefühl« kommen. Dies ist verzeihlich, wenn man die Menge an alten Toxinen und Schlacken bedenkt, die die Leber mit Schwung hinauskatapultieren konnte. Erleichterung bringt die Einnahme von 4–5 Kapseln der Aminosäure L-Ornithin, zusätzlich können Sie viel trinken und sich einige Tropfen der Kräutertropfenmischung Nr. 3 auf die Zunge geben. All diese Symptome treten nach zwei bis drei Reinigungen nicht wieder auf.

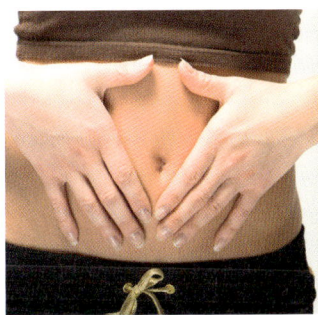

Ein wohlig-warmer Bauch

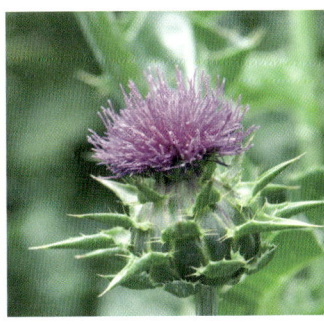

Mariendistel

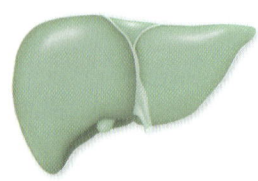

Die Leber-Galle-Reinigung – die Königsdisziplin der Reinigungsrituale

Was Sie bei einer Leber-Galle-Reinigung erwartet

Die Leber-Galle-Reinigung ist eine der wertvollsten, effektivsten und kostengünstigsten Methoden, Ihre Gesundheit zu erhalten bzw. sie wiederherzustellen.

Über Nacht werden bis zu Hundert kleine und große Gallenschlicksteine ihren Platz in Gallenblase und Lebergängen verlassen, in den Darm wandern und am nächsten Morgen über den Stuhl ausgeschieden. In einer Tiefspülertoilette werden sie auf der Wasseroberfläche schwimmen, sodass sie dann ganz genau zu erkennen sind.

Diese Reinigung sollte in Abständen und so lange wiederholt werden, bis auch der letzte Stein vom hintersten Winkel nach vorne gewandert ist und ausgeschieden wurde. Sie können davon ausgehen, dass Ihre Leber nach sechs bis zehn Reinigungen vollständig gereinigt ist.

Vorbeugend sollte man nach einer Grundreinigungsserie jedes Jahr zwei Reinigungen durchführen. So haben neue Schlicksteine keine Chance.

Profi-Tipp zur Leber-Galle-Reinigung:

▸ Aus meiner langjährigen Praxiserfahrung heraus ergibt es Sinn, zuvor eine gründliche Nierenreinigung (siehe Seite 49) durchzuführen. Dadurch sind dann alle Abflusskanäle geöffnet und eventuelle Parasiten in Nieren und Leber dezimiert.

▸ Vor der Leberreinigung zwei Wochen lang mindestens jeden zweiten Tag frühmorgens einen Kaffee-Einlauf durchführen (siehe Seite 63). Das trainiert die Leber- und Gallenaktivität. Zudem wird die Leber bereits stark entgiftet.

▸ Zwei Apfel-Reis-Tage (siehe Seite 86) vor der Leberreinigung werden die reinigende Wirkung noch verstärken.

▸ Es ist wichtig, am Tag der eigentlichen Leberreinigung auf Fette, Öle und Eiweiße im Speiseplan zu verzichten.

▸ Am besten eignet sich ein Wochenende für die Leberreinigung. Es ist günstig, Zeit und Ruhe zu haben, ohne weitere Verpflichtungen oder Veranstaltungen.

▸ Obwohl wir die Leberreinigung jederzeit durchführen können, ist die Zeit des abnehmenden Mondes besonders gut für dieses Reinigungsritual geeignet.

▸ Eine Colon-Hydro-Therapie (siehe Seite 137), am besten zeitnah nach Ihrer Gallenreinigung, wird auch noch die letzten Verklumpungen (Gallenschlicksteine), die eventuell im Darm stecken geblieben sind, entfernen.

▸ Führen Sie eine Leberreinigung nie durch, wenn Sie gerade akut erkrankt oder erkältet sind.

▸ Sollten Sie aber an einer chronischen Erkrankung leiden, dann könnte die Leberreinigung vielleicht die beste Unterstützung bei der Genesung sein, die Sie Ihrem Körper zu Hause bieten können. Lassen Sie sich von Ihrem Heilpraktiker beraten.

▸ Derart gut vorbereitet wird die Leberreinigung völlig komplikationslos funktionieren.

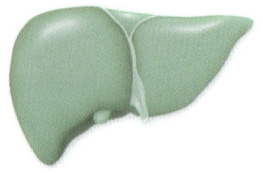

Die schmerzlose Leberreinigung nach Dr. Hulda Clark

Eine der bekanntesten Methoden für die Leberreinigung ist die Methode nach Dr. Hulda Clark. Der entscheidende Unterschied dieser Leberreinigung zu den anderen Methoden besteht darin, dass man bei dieser Reinigungsmethode genau sieht, was alles aus der Leber ausgeschieden wird.

Tipp:
Das Bittersalz ermöglicht eine Entspannung und Weitung der abgehenden Kanäle in Leber und Gallenblase. Daher unbedingt Bittersalz (Magnesiumsulfat) verwenden – und nicht Glaubersalz (Natriumsulfat), F. X. Passagesalz (Magnesiumsulfat, Weinsäure und Natriumhydrogencarbonat) oder andere abführende Salze.

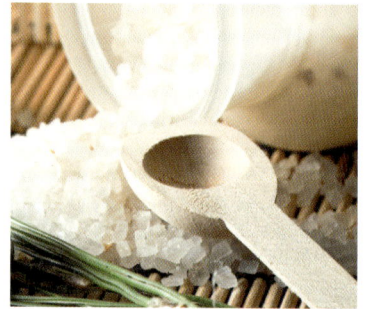

Bittersalz

Sie brauchen:

▷ **4 Esslöffel Bittersalz:**
Diese aus Magnesiumsulfat bestehenden, als Abführmittel bekannten Salze werden die Gallengänge entspannen und weiten. So können die Steine reibungslos passieren. Bitte nicht mit dem gängigen Glaubersalz verwechseln. Dieses Mittel besteht aus Natriumsulfat und besitzt keine entspannende Wirkung auf die Gallengänge! Bittersalz bekommen Sie in der Apotheke. Falls Sie allergisch auf diese Salze reagieren sollten, wäre das nächstbeste Mittel Magnesiumcitrat, das auch wesentlich angenehmer schmeckt.

▷ **frische Bio-Grapefruits** (Pampelmusen) mit rosa Fruchtfleisch: so viele, um **180 ml** Saft daraus pressen zu können

▷ **120 ml Olivenöl:** Kalt gepresstes Bio-Olivenöl wird Ihnen am besten bekommen.

▷ **4–8 Kapseln L-Ornithin:**
L-Ornithin ist eine Aminosäure, die dabei hilft, alle Giftstoffe, die in der ersten Nacht der Reinigung aus Ihrer Leber ausgeschieden werden, zu binden und aus dem Körper abzutransportieren. Diese Aminosäure verhindert, dass Sie eventuell ein Katergefühl oder auch Übelkeit mitten in der Nacht – besonders zur »Leberzeit« zwischen 1 und 3 Uhr, bekommen. Wenn Sie allerdings zuvor die Nierenreinigung und auch die Kaffee-Einläufe durchgeführt haben, ist es gut möglich, dass Sie diese Symptome ohnehin nicht bekommen werden, weil Ihre »Schleusen« geöffnet sind.

▷ **2 Behälter**

▷ **1 Milchschäumer**

▷ **1 Irrigator:** für den Fall, dass Sie wider Erwarten verstopft sein sollten

▷ **1 Wärmflasche:** Ihre Leber wird sich über die gemütliche Wärme freuen, wenn Sie für die Nacht eine Wärmflasche an den rechten unteren Rippenbogen legen.

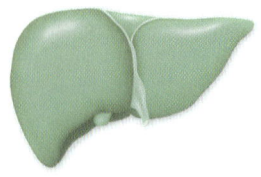

So funktioniert es:

▷ **bis 14:00 Uhr:** Essen Sie nur fett- und eiweißfrei. Ab 14:00 Uhr nur Wasser oder Kräutertees trinken.

▷ **18:00 Uhr:** 4 Esslöffel Bittersalz in 720 ml gutem, stillem Wasser auflösen. Diese Menge reicht für vier geplante Einnahmen von je 180 ml. Wenn Sie mögen, können Sie Zitronensaft hinzugeben, das mildert den unangenehmen Geschmack. Trinken Sie nun den ersten Teil (180 ml) der Bittersalzlösung.

▷ **20:00 Uhr:** Trinken Sie nun den zweiten Teil (180 ml) der Bittersalzlösung.

▷ **21:00 Uhr:** Sollten Sie bis jetzt noch keinen Stuhlgang gehabt haben, machen Sie jetzt einen Wassereinlauf.[6] Ihr Darm soll frei sein.

▷ **21:45 Uhr:** Pressen Sie sich nun 180 ml Grapefruitsaft aus. Diesen mit 120 ml Olivenöl mischen. Die Mischung mit dem Milchaufschäumer gründlich verquirlen oder im Mixbecher so kräftig schütteln, dass Sie eine homogene Flüssigkeit erhalten. – Füllen Sie Ihre Wärmflasche mit heißem Wasser.

▷ **22:00 Uhr:** Trinken Sie im Stehen (!) und möglichst auf einmal die Mischung aus Grapefruitsaft und Olivenöl. Wenn Sie sich auf den erfrischenden Geschmack der Grapefruit konzentrieren, dann gelingt Ihnen das leicht.

---

6) Prozedere wie beim Kaffee-Einlauf, siehe Seite 63

- **Legen Sie sich nun sofort hin,** möglichst auf die rechte Seite, mit der Wärmflasche auf dem Bauch. Der Kopf sollte höher liegen als der Bauch, benutzen Sie also vielleicht zwei Kopfkissen. Das ist sehr wichtig, denn innerhalb der nächsten 20 Minuten wird die Hauptausscheidung der Steine erfolgen. Bleiben Sie auf jeden Fall in dieser Zeit still und entspannt liegen, Ihre Leber braucht nun alle Kraft. Sie werden keine Schmerzen verspüren, denn das Magnesiumsulfat wird Ihre Gallengänge weiten und die Gallenflüssigkeit wird als Gleitmittel fungieren.

- Wenn Sie möchten, nehmen Sie nun das L-Ornithin ein. Schlafen Sie anschließend gemütlich ein.

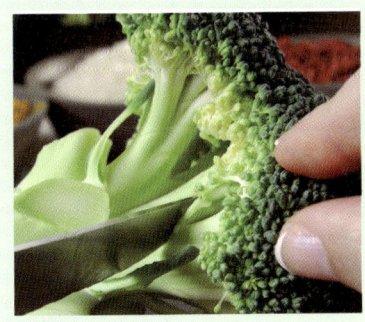

Leichte Mahlzeiten

Am nächsten Morgen:

- **06:00 Uhr:** Trinken Sie nun den dritten Teil (180 ml) der Bittersalzlösung. Falls Sie sehr durstig sind, trinken Sie vorher ein Glas Wasser. Wenn Sie sich wach fühlen, könnten Ihnen leichte gymnastische Übungen guttun. Oder schlafen Sie einfach noch bis 08:00 Uhr weiter.

- **08:00 Uhr:** Trinken Sie nun den letzten Teil (180 ml) der Bittersalzlösung.

- **10:00 Uhr:** Sie können jetzt etwas Fruchtsaft trinken.

- **10:30 Uhr:** Ab jetzt können Sie Früchte essen.

- **11:30 Uhr:** Ab jetzt können Sie leichte Mahlzeiten (z. B. gekochtes oder gegartes Gemüse) zu sich nehmen.

Gratulation, Sie haben es geschafft!

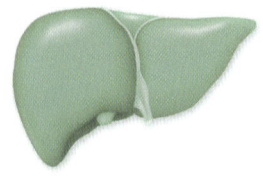

Was erwartet Sie nach der Leber-Galle-Reinigung?

Am Morgen nach der Reinigung werden Sie häufig Stuhlgang haben. Zu Beginn sind es vor allem Nahrungsreste und Stuhl von eher dünnflüssiger Konsistenz. Die anschließenden wässrigen Stuhlgänge enthalten die gelösten Schlicksteine (Gallensteine). Dies können sehr viele, kleine, helle oder erbsengrüne, ja sogar graue, verkalkte Steine sein.

Um den Körper dauerhaft von Gesundheitsproblemen zu befreien, sollten Sie diese Reinigung so oft wiederholen, bis Sie bei zwei aufeinanderfolgenden Reinigungen keine Steine mehr ausscheiden.

Profi-Tipp:

Vermeiden Sie eine Neubildung von »Gallensteinen« durch gesunde Nahrung mit 4–6 Stunden Pause (absolute Nahrungskarenz) zwischen den Mahlzeiten (übrigens eine der Grundlagen der individuellen Ernährung nach dem »gesund & aktiv«-Stoffwechselprogramm).

Trinken Sie ausreichend, vermeiden Sie unnötigen Stress, unterstützen Sie Ihre Leber mit Leberkräutern, z. B. im Frühjahr mit der Kräutertropfenmischung Nr. 2 (von 3-3-3 Tropfen direkt auf die Zunge vor den Hauptmahlzeiten auf bis zu 5-5-5 Tropfen steigern).

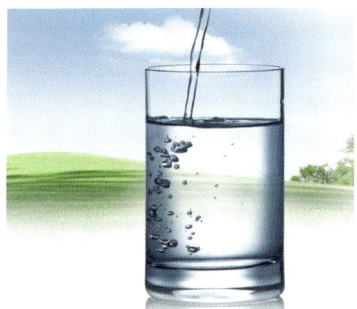

Viel trinken

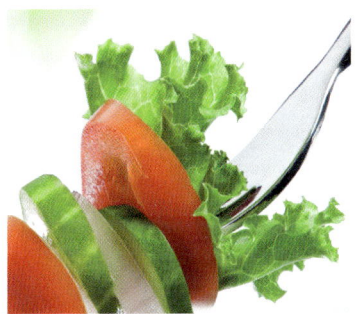

Leicht essen

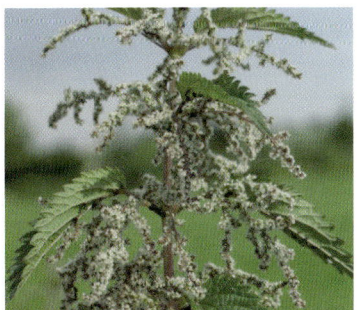

Brennnessel

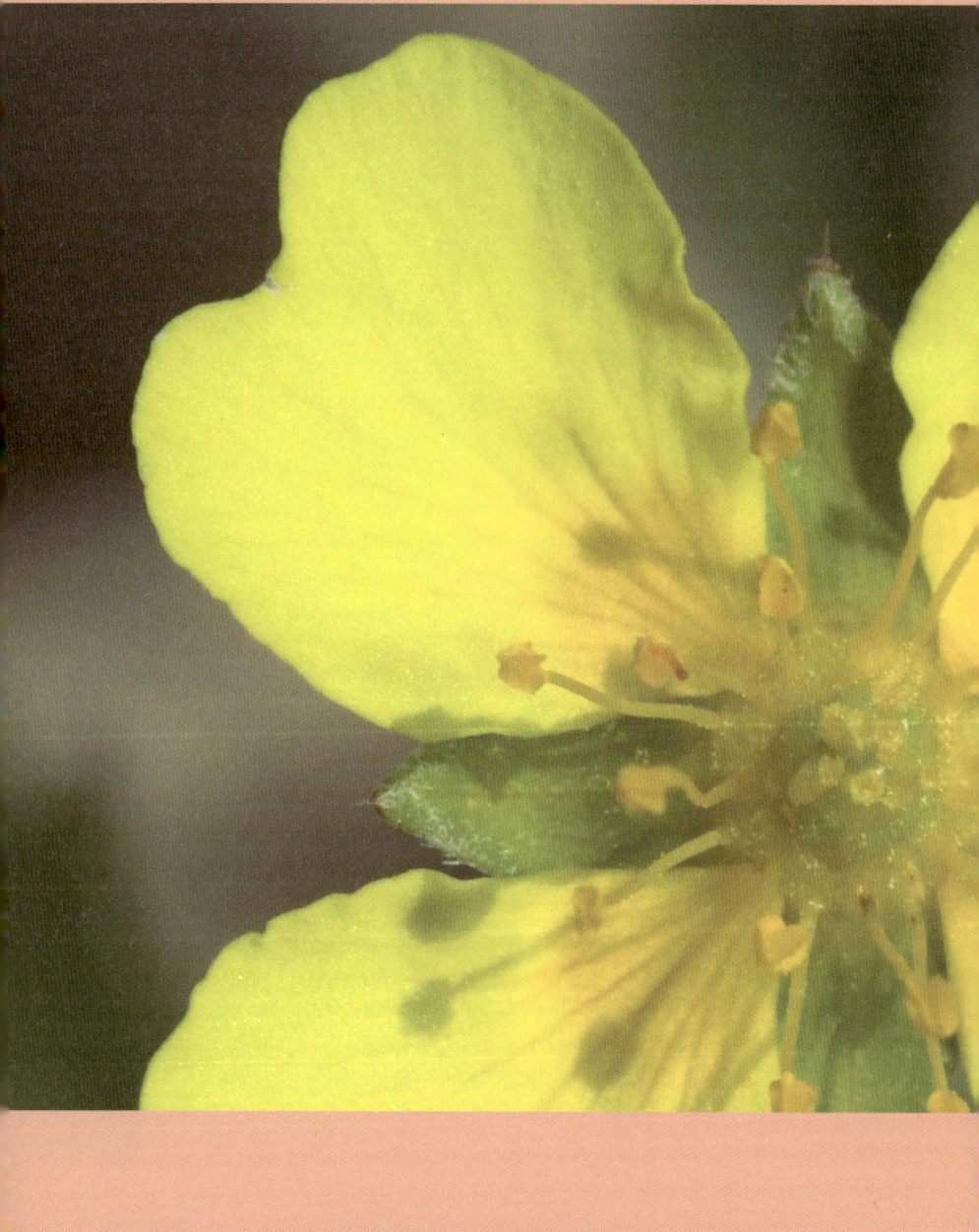

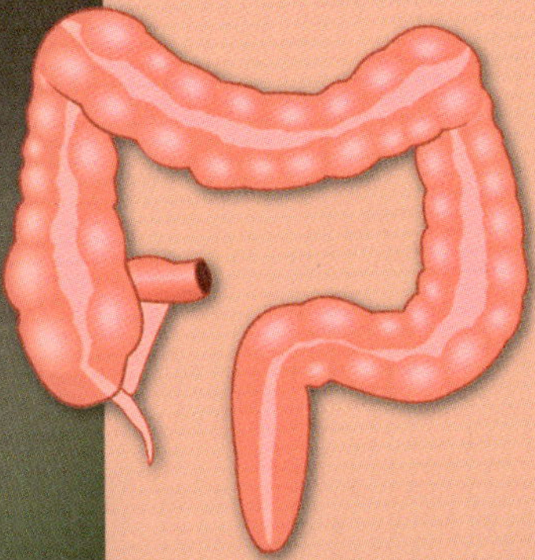

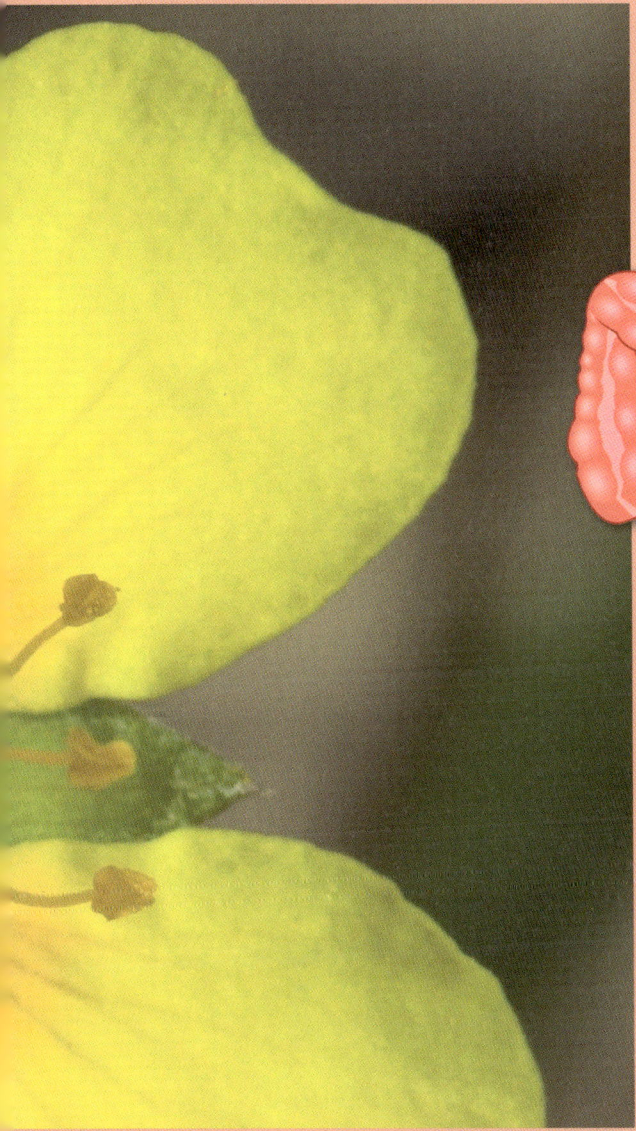

Der ultimative
Hausputz für
den Darm

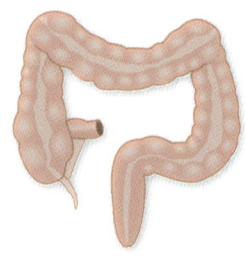

Der ultimative Hausputz für den Darm

Die Notwendigkeit der Darmreinigung

… ergibt sich aus der Tatsache, dass es nur noch wenige Menschen mit einer optimalen Darmfunktion gibt. Sehr viele Menschen leiden an einer gestörten Symbiose ihrer Darmflora. Dann liegt eine sogenannte Dysbiose vor. Durch sterilisierte und denaturierte Lebensmittel, fehlerhafte Ernährung und Lebensweise, durch Umweltbelastung und Gifte oder durch Missbrauch von Medikamenten wird das empfindliche Gleichgewicht zwischen Mensch und Bakterien gestört. Im Darm werden Lebensmittel dann eher vergoren als verdaut. Das hat zur Folge, dass sich Pilze und krankheitsfördernde Darmbakterien ausbreiten können.

Betrachten wir die Anatomie des Darms einmal genau: Er besteht aus einem langen Schlauchsystem mit unzähligen Aus- und Einbuchtungen. Darin bilden Darmbakterien – vergleichbar einem Regenwald – Gebilde verschiedener Höhen und Tiefen, je nach Position im Gesamtdarm. Über die Jahre hinweg können viele Stuhlreste in den Einbuchtungen hängen bleiben (bis zu 20 Kilogramm Kotsteine wurden schon bei Obduktionen in einem einzelnen Darm gefunden).

Diese Ablagerungen behindern die physiologischen Darmbewegungen, was zu Verstopfung bzw. zu Durchfall führt. Schlacken können vor sich hin gären und so ideale Lebensbedingungen für Fäulnisbakterien und Darmpilze bilden. Parasiten, sogar Würmer[7] sind in der heutigen Zeit keine Seltenheit.

7) Früher war es »normal«, dass man dann und wann unter Wurmbefall litt. Mal verriet ein dicker Bauch, mal eine drastische Gewichtsabnahme, mal das nächtliche Jucken am Darmausgang die Anwesenheit der Würmer. Dann griff man zur Wurmkur aus der Apotheke, und für eine Weile war alles wieder gut. Auch heutzutage sind Würmer nicht aus der Welt, auch wenn sie seltener als früher und in angepasster Weise (kleiner und kürzer) in Erscheinung treten.

Merkmale eines nicht gut funktionierenden Darmes:

> Ein **Blähbauch** entsteht, wenn der Darm mit der Verdauung der Nahrungsmittel überfordert ist. Die vorhandenen Darmbakterien sind dann nicht in der Lage, den Speisebrei in Einzelteile wie Vitamine, Mineralstoffe, Aminosäuren und Fette zu zerlegen. Gase breiten sich im Darm aus, der Darm weitet sich und drückt auf die Wirbelsäule, die Nieren oder das Zwerchfell.

> **Flatulenzen** (»Pupsen«) sind ein Zeichen dafür, dass der Nahrungsbrei nicht verdaut wird, sondern dass ein Gärungsprozess stattfindet. Dadurch werden Gase frei. Auch Fuselalkohole werden gebildet, die von der Leber ebenso wie konsumierter Alkohol verstoffwechselt werden müssen. Der Unterschied zwischen lauten und leisen bzw. neutral und übel riechenden Flatulenzen ist abhängig von der Darmregion, in der die Hauptgärung stattfindet.

> **Unregelmäßige Stuhlentleerung:** Die Stuhlentleerung sollte täglich ein- bis zweimal stattfinden. Geschieht sie öfter, liegt möglicherweise eine Tendenz zum Reizdarm vor. Haben Sie weniger als einmal pro Tag Stuhlgang, liegt oft eine Verstopfung vor.

> **Langsame Stuhlentleerung:** Kräftige Muskeln sorgen für die sogenannte Motilität im Darm. Das ist die Eigenbewegung, mit der der Darm den Speisebrei fortbewegt. Sind diese Muskeln erschlafft, wird der Darm träge.

> **Form des Stuhls:** Ist der Stuhl wohlgeformt, »schnittfest« und nicht breiig, dann hat er die richtige Konsistenz. Verlangt die Darmentleerung nach viel Toilettenpapier oder bleiben Reste an der Toilettenschüssel kleben, sollte die Qualität der Verdauungsenzyme der Bauchspeicheldrüse untersucht werden.

> **Farbe des Stuhls:** Ist der Stuhl sehr hell, sollte die Aktivität von Galle und Bauchspeicheldrüse untersucht werden.

> **Schwimmstuhl** können Sie nur in einer Tiefspüler-Toilette erkennen. Schwimmt der Stuhl und sinkt nicht ab, enthält er zu viel unverdautes Fett. Hierfür ist häufig mangelnde Gallensäure eine der Ursachen.

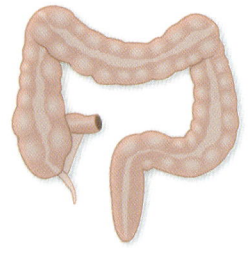

Ein einfacher Test gibt Ihnen Klarheit

Nehmen Sie eine Handvoll Sonnenblumenkerne in den Mund, und schlucken Sie diese möglichst unzerkaut mit etwas Flüssigkeit hinunter. Finden Sie diese Kerne etwa nach zehn Stunden in Ihrem Stuhl wieder, ist Ihr Darm ziemlich fit. Sind aber noch nach Tagen Kerne im Stuhl zu finden, sollten Sie unbedingt etwas für Ihren Darm tun.

Wenn Sie es genauer wissen wollen

Lassen Sie für 10 Tage alle getreidehaltigen Lebensmittel wie Brot, Nudeln, Pizza und Kuchen aus der Ernährung weg, ebenso zuckerhaltige Lebensmittel wie Bonbons, Milchprodukte mit »Geschmack« oder sogenannte probiotische Joghurts (enthalten Unmengen von Zucker) und Trockenfrüchte.

Wenn sich Ihr Stuhlgang dann immer noch pünktlich jeden Morgen ankündigt, ist Ihr Darm recht gesund!

Wenn Sie es ganz genau wissen wollen

Sprechen Sie mit einem Heilpraktiker oder einem Arzt für Naturheilkunde. Dieser kann eine Stuhlprobe von Ihnen an ein spezialisiertes Labor einschicken. Dort wird dann festgestellt, ob im Dick- und Dünndarm die richtigen Familien und Mengen an Verdauungsbakterien wohnen. Gleichzeitig kann geprüft werden, ob der pH-Wert des Stuhls stimmt und ob genügend Verdauungssäfte aus Galle und Bauchspeicheldrüse in den Darm abgegeben werden. Außerdem kann festgestellt

Allgemeiner Hinweis:
Aus rechtlichen Gründen hat die Autorin weitestgehend auf Produktnamen verzichtet. Für Rückfragen oder weitere Informationen sind auf Seite 181 Kontaktdaten angegeben. Darüber hinaus finden Sie auf Seite 182 Empfehlungen der Autorin zu Produkten und Instituten.

werden, ob Entzündungen akut sind, eventuell ein erhöhter Darmkrebsmarker vorliegt oder sich Parasiten eingenistet haben.

Darmpilze nisten sich mit Vorliebe in tiefe Furchen oder direkt in die Darmwand ein, sodass sie nicht mit jedem Stuhl hinausgespült werden. Daher bewährt sich bei Verdacht auf einen aktuellen Pilz eine spezielle Blutuntersuchung: der Lymphozytentransformationstest (LTT). Dabei werden die weißen Blutkörperchen über eine spezielle Reaktion des Immunsystems auf den Pilz Candida albicans hin untersucht. Ist dieser Wert hoch, geht man davon aus, dass der Körper sich dieses Problems sehr bewusst ist und jegliche Unterstützung gebrauchen kann, um sich von dieser Plage zu befreien.

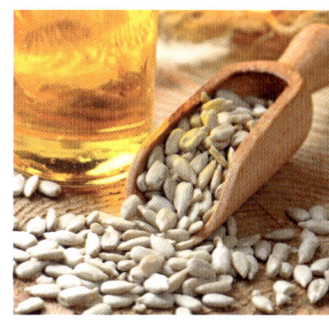
Sonnenblumenkerne

Stuhluntersuchungen auf Wurmbefall hin sind selten erfolgreich, da die geringe Menge Stuhl meist nicht ausreicht, um »zufällig« ein Stück Wurm bzw. Wurmeier nachweisen zu können. Die Einzeller Giardia Lamblia sowie Yersinien-Bakterien können ebenfalls mit dem LTT-Test nachgewiesen werden. Auch kann eine kinesiologische Testung oder ein anderes Bioresonanzverfahren Klarheit über all diese »Untermieter« geben.

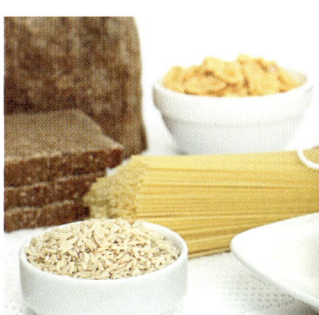
Getreidehaltige Lebensmittel

Um eine Dysbiose, die vermehrte Bildung von Stoffwechselendprodukten von im Darm versteckten Fäulniskeimen, Bakterien oder Candida, nachweisen zu können, ist eine genaue Untersuchung des Urins in speziell dafür ausgestatteten Laboren erforderlich.

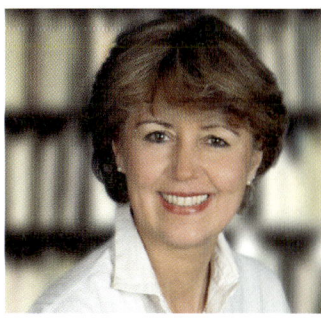
Sprechen Sie mit Ihrem Heilpraktiker oder Arzt für Naturheilkunde!

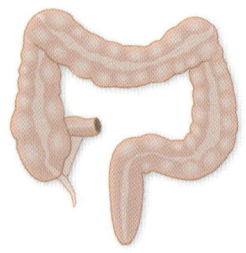

Darmreinigung & Darmaufbau – nur beides zusammen ergibt Sinn

Voraussetzung für einen gesunden Darm

Der Weg zu einem gesunden Darm beginnt mit den richtigen Lebensmitteln! Seit einigen Jahren erstelle ich in der Kompass-Praxis in Darmstadt für meine Patienten mithilfe des »gesund & aktiv«-Stoffwechselprogramms individuelle Ernährungspläne, die optimal zum Stoffwechsel des jeweiligen Menschen passen. Damit bekommt der Körper genau die Lebensmittel, die er braucht. Und das ist eine fantastische Voraussetzung dafür, gesund, fit und schlank zu sein!

Nahrungsmittelunverträglichkeitstest für den Darm

Ist ein Darm so irrational, dass man das Haus kaum noch verlassen kann, weil man fürchtet, nicht schnell genug eine Toilette erreichen zu können, oder wurde eine Allergie, eine chronische Entzündung, Rheuma oder ein Lipödem diagnostiziert, dann ist ein Nahrungsmittelunverträglichkeitstest angesagt. Ursache für diese Überreaktionen des Körpers ist häufig das sogenannte Leaky-Gut-Syndrom. Darunter kann man sich winzig kleine Löcher im Darm vorstellen – die so klein sind, dass sie bei einer Darmspiegelung nie entdeckt würden –, durch die unzureichend verdaute Nahrungsbestandteile vom Darm direkt in den Körper gelangen können. Der Körper hat »Armeen« – verschiedene weiße Blutkörperchen –, die darauf spezialisiert sind, diese unverdauten Fremdkörper zu vernichten. Jedes Mal, wenn der Körper diese Vernichtung vornimmt, bildet er spezifische Antikörper. Dieser Marker ermöglicht bei einer weiteren Konfrontation gleich die Auswahl der richtigen »Armee« zu Beseitigung des Eindringlings. Eigentlich gehört diese Art der Immunreaktion in die bakterielle oder virale Abwehr. Zum Glück ist der Körper in der Lage, sich auch gegen Unverdautes zu wehren – nur sind die Langzeitfolgen verheerend!

Drei Möglichkeiten, das Blut zu untersuchen

> **IgE – das Immunglobulin E:** Dieser Antikörper, an weiße Blutkörperchen gebunden, zeigt eine Sofortreaktion auf Allergene an. Ein momentanes Anschwellen des Rachens, sobald z. B. eine Nuss oder ein Apfel gegessen wird, ist häufig ein Anzeichen dafür.

> **IgG 4 – das Immunglobulin G:** Dieser Antikörper-Antigen-Komplex wird auf eingedrungene Nahrungsmittel hin gebildet und befindet sich lange im Blut oder wird ins Gewebe eingelagert. Dort lösen sie, weil sie freie Sauerstoffradikale bilden, nicht enden wollende lokale Entzündungen aus. Diese chronischen Entzündungen können erst dann aufhören, wenn die erfolgreich getesteten Nahrungsmittel weggelassen werden. Während dieser Zeit ist es dann sehr wichtig, den Darm zu reinigen, die Entzündungen zu beruhigen, die Darmwand zu kräftigen, die Darmflora wieder aufzubauen und sie langfristig zu düngen! Dabei empfiehlt es sich, auf eine gute Nährstoffsubstitution zu achten (Vitamine, Mineralstoffe, Fette, Aminosäuren), bis der Darm wieder in der Lage ist, die notwendigen Nährstoffe selbst aus Nahrungsmitteln zu synthetisieren.

> **LTT – der Lymphozytentransformationstest:** Hierbei werden Nahrungsmittel unter dem Aspekt der Langzeitverträglichkeit auf ihre immunologischen Auswirkungen hin untersucht.

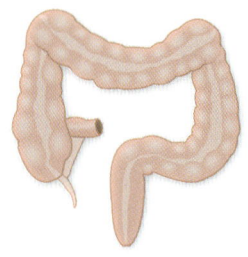

Auf ganzheitliche Diagnostik spezialisierte Labore bieten einen sogenannten PräScreen an. Bei dieser Methode wird das Blut zuerst auf eine generelle Nahrungsmittelunverträglichkeit hin untersucht. Je nach IgE- oder IgG-4-Unverträglichkeit werden dann die infrage kommenden Lebensmittel untersucht. Die getesteten Lebensmittel müssen anschließend für einen festgelegten Zeitraum aus dem Speiseplan gestrichen werden. Das nennt man eine Ausschlussdiät. Nach sechs Monaten wird dann der Labortest wiederholt, um zu überprüfen, ob der Körper in dieser Zeit weitere Antikörper gebildet hat. Hat sich der Körper in dieser Zeit regeneriert, wird ein intakter Darm keine Immunreaktion mehr aufweisen.

Darmreinigung – regelmäßige Prophylaxe

Täglich

Jeden Tag mit einem Becher voll abgekochtem, heißem Wasser mit einer Prise gutem Salz beginnen. (Unter »gutem« Salz verstehe ich ein fluor- und jodfreies Salz ohne Rieselhilfe, wie z. B. natürliches Stein- oder Meersalz.) Der Darm wird dadurch sofort gut hydriert und kann seinen über Nacht gefertigten Stuhl leichter hinausbefördern.

Das Powerfrühstück: Quark-Leinöl

Beginnen Sie jeden Tag mit einem für den Darm idealen Frühstück (in Anlehnung an das Rezept von Dr. Johanna Budwig). Wertvolle Bestandteile wie Leinsamen, Traubenkerne und Schwarzkümmel ersetzen hierbei die üblichen Getreideprodukte (oder sonstige, eher minderwertige Frühstücksflocken).

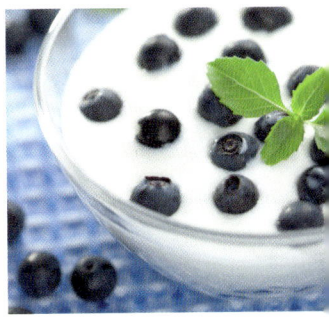

Powerfrühstück

Quark: Das Kasein (eine schwefelhaltige Aminosäure) im Quark ist phosphorsäurehaltig – dadurch bringt es den Stoffwechsel in Schwung. Durch seine »Trockenheit« ist der Quark in der Lage, Feuchtschlacken zu binden, zudem wirkt er entzündungshemmend.

Leinöl & Leinpresskuchen sind reich an Omega-3-Fettsäuren, gleichen den Cholesterinspiegel aus und wirken antientzündlich.

Ziegen- oder Schafsmilch: Die kleineren Moleküle der Milch von Ziege oder Schaf sind besser für den Darm verträglich als die großen Kuhmilchmoleküle. Zudem ist diese Milch lactosefrei!

Ahornsirup: Dieser Baumsaft enthält Mineralstoffe und dient der Süßung.

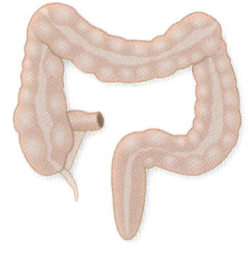

Sie brauchen:

> **3 Esslöffel Leinöl:** Kalt gepresstes Leinöl ist reich an Omega-3-Fettsäuren. Nur wenn es sorgfältig gepresst ist sowie lichtgeschützt und gekühlt oder (noch besser) gefroren gelagert wird, kann es seine volle Wirkung entfalten. Dann schmeckt es auch herrlich nussig. Wird es, z. B. im Supermarkt, Licht und Wärme ausgesetzt, oxidiert es schnell und schmeckt dann bitter und ranzig. Dann wird es zu purem Fett, verliert also seine wertvollen Omega-3-Fettsäuren. Eine weitere Variante ist ein Öl mit einer idealen Mischung aus Omega-3, -6- und -9-Fettsäuren, das kalt gepresst aus verschiedenen Ölsaaten hergestellt wurde.

> **3 Esslöffel Milch:** Wählen Sie je nach Verträglichkeit eine der erwähnten Milchsorten.

> **1 Esslöffel Ahornsirup** möglichst in Bio-Qualität

> **2 Esslöffel Leinkuchen** (auch »Presskuchen« genannt): Leinkuchen sind die übrig gebliebenen festen Bestandteile nach der Leinöl-Pressung. Sämtliche Inhaltsstoffe der Leinsamen sind fein aufgeschlossen und daher sehr gut verwertbar. Erstklassig für Ihre Gesundheit ist die Mischung aus 1 Esslöffel Leinpresskuchen, ½ Esslöffel Traubenkernpresskuchen und ½ Esslöffel Schwarzkümmelpresskuchen.

Presskuchen ersetzen Getreidemüslis, sättigen hervorragend und haben besondere Heilwirkungen auf unseren Darm.

> **2 Esslöffel Quark**, je nach Verträglichkeit aus Ziegen-, Schafs- oder Kuhmilch hergestellt

> **Früchte und Nüsse** nach Belieben. Besonders gut sind Heidelbeeren oder Himbeeren geeignet.

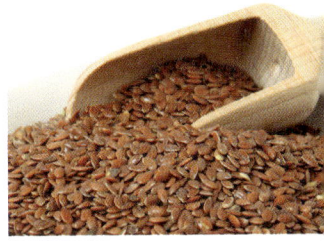
Leinsamen

> **Ein Milchschäumer** hilft im Haushalt beim Homogenisieren von ölhaltigen Soßen, z. B. auch von Salatsoßen.

Zubereitung:

Das Leinöl, die Milch und den Ahornsirup zusammen in ein Gefäß geben und kurz mit dem Milchaufschäumer verquirlen, sodass eine homogene Flüssigkeit entsteht. Den Presskuchen hinzugeben und alles zu einer Masse vermengen. Nun den Quark und die Nüsse unterrühren. Früchte am besten erst ganz zum Schluss dazugeben.

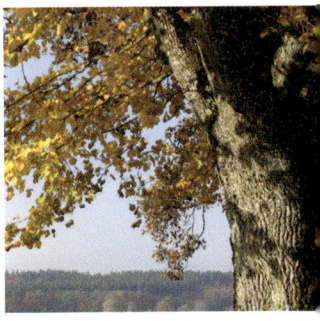
Ahorn

Guten Appetit!

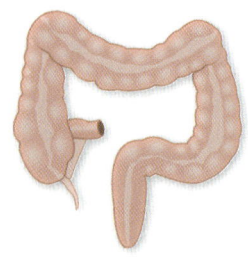

Apfel-Reis-Tag

Einmal in der Woche einen Apfel-Reis-Tag einzulegen, tut dem Darm sehr gut. Der Darm entspannt sich dabei, weil er sich lediglich auf zwei Lebensmittel einzustellen braucht. Ein weiterer Vorteil ist, dass der Reis den Darm füllt und dass das Pektin des Apfels ihn reinigt!

Durchführung:

> am Vorabend 500 g Vollkornreis in viel Wasser gründlich waschen

> den Reis mit 1½ Liter Wasser in einem Topf zum Kochen bringen

> anschließend den Reis ohne Deckel 10 Minuten köcheln lassen

> den Topf vom Herd nehmen, mit einem Deckel verschließen und anschließend gründlich in Zeitungspapier einwickeln

> den so umwickelten Topf dick mit Decken einwickeln (z. B. im Gästebett) und dann den Reis über Nacht ziehen lassen

Am nächsten Morgen ist der Reis perfekt gegart und der Apfel-Reis-Tag kann beginnen: Reiben Sie jedes Mal, wenn Sie Hunger verspüren, 1 bis 2 Äpfel, und verteilen Sie diese frisch über eine gute Portion Reis.

Guten Appetit!

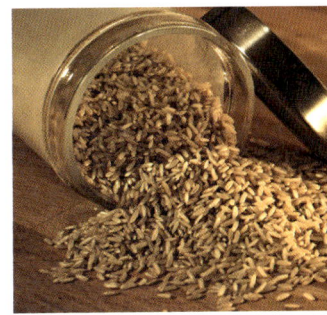

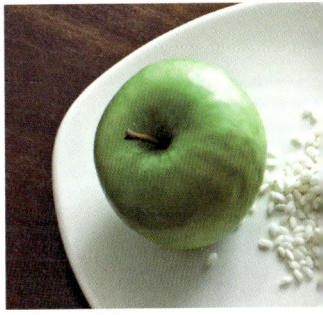

Profi-Tipp:
Wenn Sie diese Reinigung nur einmal im Monat machen möchten, dann sind zwei aufeinanderfolgende Apfel-Reis-Tage besser als nur einer.

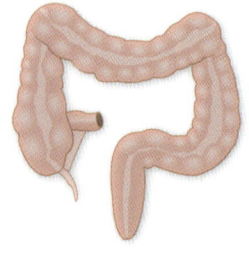

Darmreinigungskur

Eine gründliche Darmreinigungskur ist nicht für jeden geeignet. Kurz nach einer Operation, während einer Schwangerschaft, während der Stillzeit, bei einer akuten Erkrankung oder Schwächung sollte man von einer Darmreinigungskur absehen!

Generell – und insbesondere, wenn eine Entzündung des Darms vorliegt – sollte vor einer Darmreinigungskur zunächst eine gründliche Stuhl- und Mikronährstoffuntersuchung im Labor durchgeführt werden. Auf diese Weise kann festgestellt werden, welche entzündungsmindernden Naturstoffe der Darm zur Genesung braucht. Weihrauch aus der Boswellia-Familie, Colostrum, Thymus-Organextrakte, Curcuma, Vitamine, Aminosäuren, das Coenzym Q10, Zink, Selen sowie Omega-3-Fettsäuren bieten sich hier an. Darüber hinaus besteht die Möglichkeit, den Urin auf versteckte, von im Darm angesiedelten Parasiten oder Pilzen stammende Abfallprodukte hin zu untersuchen.

Gut gekaut ist halb verdaut

Im Mund fängt bereits die Verdauung unserer Nahrung an. Daher können wir bereits hier mit den Reinigungsritualen für den Darm beginnen. Durch gründliches Kauen regen wir den Körper an, die notwendigen Verdauungssäfte zu bilden. Diese werden von den großen Verdauungsdrüsen, dem Magen, der Leber samt Gallenblase und der Bauchspeicheldrüse, produziert. Mit deren Hilfe können die aufgenommenen Nahrungsmittel in ihre kleinsten Bestandteile aufgespalten werden. Erst dann kann die Verstoffwechslung aller lebenswichtigen Nährstoffe funktionieren.

Ist der Darm jedoch durch »falsches Essen« aus dem Gleichgewicht geraten, braucht er Unterstützung, um seine Balance wiederzufinden. Das können wir mithilfe hochwertiger Kräuterelixiere erreichen. Wichtig für eine optimale Verdauung sind außerdem Enzyme, die ein gesunder Körper normalerweise selbst bildet. Kann er das nicht in ausreichender Menge tun, können wir ihn mit einem sogenannten Rechtsregulat unterstützen.

Neben Enzymen sind auch verschiedene Arten von Darmbakterien und -pilzen an der Verdauung beteiligt (die unter dem Begriff Darmflora zusammengefasst werden). Je nach Darmabschnitt und Aufgabe bewohnen verschiedenartige Bakterien und Pilze unsere Darmwand. Die Darmflora des Menschen stellt ein komplexes und dynamisches Ökosystem dar. Wichtig ist, zwischen den »guten« und den »schlechten«, also den patho-

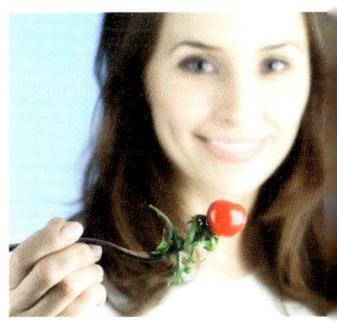

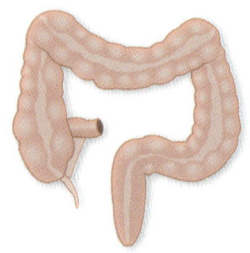

genen, Bakterien und Pilzen zu unterscheiden. Eines haben alle gemeinsam: Sie benötigen für ihre Entwicklung eine dünne feuchte Schleimschicht, den »Biofilm«, und die für sie relevanten Mikronährstoffe. Haben sie sich einmal darauf festgesetzt, vermehren sie sich sehr schnell.

Biofilme entstehen, wenn Bakterien sich auf sogenannten Grenzflächen ansiedeln, wie z. B. der Darmschleimhaut. Obwohl Biofilme in der Natur allgegenwärtig sind, wird ihre klinische Bedeutung in der Medizin häufig unterschätzt. Dies gilt insbesondere für Infektionen, denn bei mehr als 60 Prozent aller bakteriellen Infektionskrankheiten schützen sich die Erreger durch die Bildung von Biofilmen vor dem Immunsystem. So ist es möglich, dass ein Biofilm einerseits als Nährboden, aber andererseits auch als Schutzschild vor den Angriffen unseres Immunsystems fungieren kann.

Weil 80 Prozent unserer Immunkraft, d. h. die Summe unserer Abwehrkräfte, im Darm gebildet wird, gilt es, die Darmschleimhaut bzw. ihre Besiedelung in einem gesunden Gleichgewicht zu halten. Wichtig hierfür ist, dass als erster Schritt einer Darmreinigung die Biofilme, unter denen sich die pathogenen Bakterien versteckt halten, aufgeweicht und abgelöst werden. Hierbei helfen uns bestimmte Enzyme und ein saugfähiges, fein gemahlenes Gesteinspulver, durch das der Körper aufgeweichte Biofilme leichter abtransportieren kann.

Die drei Abschnitte einer Erfolg versprechenden Darmreinigung

> 1. Anregung der Verdauungssäfte von Galle und Bauchspeicheldrüse. Aufweichen, Ablösen und Abtransport von Biofilmen, unter denen sich Fäulnisbakterien, Parasiten, Pilze und vielleicht auch Würmer versteckt halten

> 2. Entfernen von alten Kotschlacken, Fäulnisbakterien, Parasiten, Pilzen und Würmern

> 3. Aufbau und Düngung der gesunden Darmflora

Der ultimative Hausputz für den verstopften Darm

Dieses Reinigungsritual ist für alle geeignet, die weniger als einmal in 24 Stunden eine Stuhlentleerung haben. Der Grund hierfür ist meistens, dass die sogenannte Motilität des Darms zu langsam ist. Diese Eigenbewegung, mithilfe derer der Darm den Speisebrei weitertransportiert, wird vom autonomen Nervensystem gesteuert – leider können wir sie nicht willentlich beeinflussen. Der Speisebrei weilt zu lange im Darm, die Bauchlymphe wird eklig-schmierig, der Stuhl zu trocken und hart. Oftmals kommt hier ein Mangel an munteren Verdauungsbakterien hinzu, sodass der Darm den Speisebrei nicht in seine Mikronährstoffe aufteilen kann.

Reisen sind für den verstopften Darm eine Qual, eine Veränderung des täglichen Rituals verleitet den Darm dazu, in eine komplette Starre zu gehen.

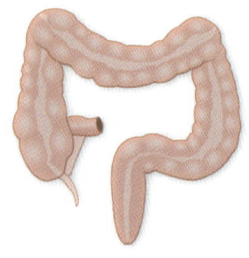

Die funktionierende Verdauung:

> Bewegung, Bewegung und nochmals Bewegung: Am besten täglich und an der frischen Luft – das hält den Darm auf Trab.

> Auch das Trinken nicht vergessen: Unser Darm braucht täglich 2 Liter Wasser, sonst funktioniert der Abtransport der Giftstoffe aus dem Organismus nicht.

> Schluss mit Fast Food: Leider schädigen größere Mengen an Zucker und Fett, wie sie u. a. in Cola, Pizza und Süßigkeiten enthalten sind, unseren Darm und damit den gesamten Organismus. Greifen Sie lieber zu Gemüse, Nüssen und Früchten.

> Abführmittel – ein No-Go: Durch diese Produkte wird der Darm träge, das dringend benötigte Wasser zur Entgiftung wird ausgeschieden und eine natürliche Stuhlregulierung auf Dauer verhindert.

> Nein zu Konservierungsmitteln, Farbstoffen und Emulgatoren: Denn diese Ingredienzien zerstören die gesunden Darmbakterien, blockieren die Bildung von Immunzellen und fördern die Entstehung von Unverträglichkeiten.

> Entspannung pur: Wenn Stress und Ärger Sie belasten, machen Sie Yoga oder autogenes Training. Aufgrund der Verbindung zum Nervensystem wird der Darm bei psychischen Belastungen stark beein-

trächtigt, die gesunde Bakterienflora stirbt ab, die Darmschleimhäute zeigen vermehrt Entzündungen.

- Vorsichtig dosieren: Sollten Sie Medikamente wie Cortison oder Antibiotika anwenden müssen, dann gilt die Regel »so kurz und so selten wie möglich«. Anschließend sofort für mindestens 14 Tage ein hoch dosiertes Probiotikum einsetzen, denn diese Medikamente vernichten nicht nur schädliche Keime, sondern zerstören auch die gesund erhaltende, natürliche Bakterienflora im Darm.

- Regelmäßig: Gesunde Darmbakterien wie Laktobazillen, Enterokokken und Bifidobakterien in Form von hoch dosierten, wissenschaftlich erforschten Probiotika zu sich nehmen, um den Darm vor den täglichen Belastungen zu schützen.

- Reinigung: Mindestens einmal jährlich eine Darmreinigung durchführen, um faulende und gärende Nahrungsreste aus dem Darm zu eliminieren.

- Glücksgefühle: Im Darm werden auch die Vorstufen von Serotonin, dem Glückshormon, erzeugt. Allerdings nur dann, wenn auch genügend gesunde Darmbakterien dafür sorgen, dass der Darm funktioniert.

»Um glücklich zu sein, benötigt man eine gute Köchin, ein ordentliches Bankkonto und eine funktionierende Verdauung.« (Jean Jacques Rousseau)

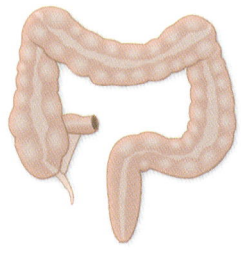

Sie brauchen:

> **Kräutertropfenmischung Nr. 5:** Dieses Elixier regt die Verdauung im Oberbauch an und hilft dabei, den Aufenthalt von schädlichen Bakterien und Pilzen im Körper zu beenden.

> **Kräutertropfenmischung Nr. 10:** Dieses Elixier hilft dabei, Schwermetalle aus dem Körper zu entfernen. Ohne die Ausleitung gefährlicher Schwermetalle wie Quecksilber, Blei, Cadmium und Aluminium wird eine Darmsanierung nie erfolgreich sein. Darmpilze haben eine sehr hohe Affinität zu Schwermetallen.

> **Kräutertropfenmischung Nr. 17:** Dieses Elixier regt die Lymphtätigkeit sowie den Lymphabfluss im ganzen Körper an.

> **Mikro:** wirkt schützend, stärkend, ausgleichend, verdauungsfördernd, regenerierend, lindernd, entblähend und wohltuend

> **Saco:** Ballaststoffe und Kräuter

> **Magenwohltee:** zur Beruhigung des Magens bei Völlegefühl, Blähungen oder Verdauungsproblemen

Die Vorbereitung: 1. Monat

So wird es gemacht:

Dokumentieren Sie sich die Einnahme-zeiten übersichtlich in einem Tagesplan. Eine strikt regelmäßige Einnahme ver-stärkt den Erfolg dieser genialen Kur.

- **Kräutertropfenmischung Nr. 5, Kräutertropfenmischung Nr. 10 und Kräutertropfenmischung Nr. 17:** Geben Sie sich jeweils 3-3-3 Tropfen vor dem Essen direkt auf die Zunge. Bei guter Verträglichkeit können Sie die Dosis auf 5-5-5 Tropfen erhöhen.

- **Saco:** In der 1. Woche: abends 2 Messlöffel in mindestens 300 ml Wasser oder Kräutertee lösen und trinken. Ab der 2. Woche: mittags und abends 2 Messlöffel in mindes-tens 300 ml Wasser oder Kräutertee lösen und trinken.

- **Mikro:** 1-mal täglich 30 ml unver-dünnt und möglichst 30 Minuten vor dem Schlafen trinken.

- **Magenwohltee:** Täglich 3 Tassen über den Tag verteilt körperwarm trinken.

Ihr Tagesplan:

- **Herstellung des Tagestrunks:** 3 Tassen Magenwohltee aufbrühen. Außerdem mindestens 1½ Liter gutes Wasser bereitstellen.

- **Vor dem Frühstück:** Die Kräuter-tropfenmischungen Nr. 5, Nr. 10 und Nr. 17 auf die Zunge geben.

- **Vor dem Mittagessen:** Die Kräuter-tropfenmischungen Nr. 5, Nr. 10 und Nr. 17 auf die Zunge geben.

- Ab der 2. Woche: **Zwischen Mittag- und Abendessen** 2 Messlöffel Saco in 300 ml Wasser oder Kräutertee auflösen und trinken.

- **Vor dem Abendessen:** Die Kräuter-tropfenmischungen Nr. 5, Nr. 10 und Nr. 17 auf die Zunge tropfen.

- **Zwischen Abendessen und Schlafen:** 2 Messlöffel Saco in 300 ml Wasser oder Kräutertee auflösen und trinken.

- **Vor dem Schlafen:** 30 ml Mikro trinken

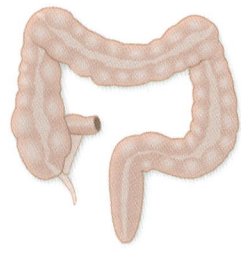

Aufbau der Darmflora (Dauer: 2 Monate)

Der Darm ist nicht nur ein wichtiger Ort für die Verdauung, sondern auch das zentrale Immunorgan des Menschen. Eine entscheidende Rolle spielt dabei die Darmflora.

Die Darmflora, das sind weit mehr als 100 Billionen Bakterien, die unseren Darm einträchtig besiedeln und ohne die unsere Verdauung nicht funktionieren würde. Darmbeschwerden gibt es erst dann, wenn das Gleichgewicht zwischen den Bakterienfamilien aus den Fugen gerät und sich Pilze (wie z. B. Candida albicans) stark vermehren. Das geschieht immer dann, wenn das Immunsystem durch eine ungesunde, denaturierte Ernährung, durch Krankheit oder Stress geschwächt ist oder eine Behandlung mit entsprechenden Antibiotika erfolgte.

Pilze im Darm, das ist heutzutage wohl eines der am weitesten verbreiteten Gesundheitsprobleme unserer Gesellschaft. Verdauungsstörungen jeglicher Art sowie Leberbelastungen, starkes Verlangen nach Zucker, Gasbildung im Bauch, Schwindel und Konzentrationsstörungen sind nur einige der Symptome. Pilze lieben Zucker. Deshalb ist es logisch, dass Heißhunger auf Süßes oft durch Pilze im Darm fremdbestimmt ist! Dort, wo sich Pilze im Darm übermäßig eingenistet haben, ist kein Platz für gesunde Darmbakterien. Ein Darm, der sich nicht gegen Pilze wehren kann, wird auch nicht in der Lage sein, sich gegen weitere, noch größere Parasiten wie Clostridien oder Yersinien zu wehren.

»Das Terrain entscheidet, ob Parasiten gedeihen!«, da sind sich die Naturheilkundler einig. Normalerweise sorgt die Gallenflüssigkeit für die innerliche Parasitenbekämpfung: Eier, Larven und Würmer, egal in welchem Stadium, haben wenig Chancen. Die Gallenflüssigkeit neutralisiert die saure Umgebung des Magens (die bereits einige Übeltäter bekämpft hat) und zerstört in einem gesunden Umfeld damit auch Parasiten. Die Nahrung kann jetzt weiter verdaut und im Darm absorbiert werden. Übermäßige Säure im Körper plus kontinuierliches Essen strapaziert jedoch die Galle und schwächt die Entgiftungsfunktion der Leber – der Körper muss sich dann woanders nach neutralisierenden Mineralstoffen »umsehen«.

Mit Medikamenten sind Darmfäulnis und Parasitenbefall kaum bekämpfbar. Lediglich Kräutertinkturen – kurmäßig angewendet – können Ordnung schaffen. Solche Parasitenkuren sollten fester Bestandteil im Leben sein.

Damit sich nicht gleich wieder neue Untermieter im Darm einnisten können, beginnen wir parallel zur Reinigung mit dem Aufbau der Darmflora.

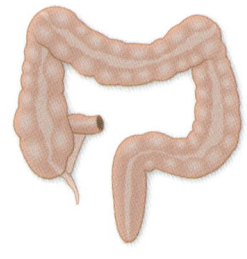

Sie brauchen:

> **Rizol-Zeta 50 ml:** Das Rizol ist eine Rezeptur aus Rizinus- und Olivenöl, das mit Ozon und verschiedenen Kräutern angereichert wird. Ein natürliches Parasiten- und Pilzmittel ohne schädliche Nebenwirkungen!

> Das Rizol transportiert Sauerstoff und verändert somit das Darmmilieu, in dem anaerobe, pathogene Keime leben, hin zu einem aeroben Milieu. Das Öl ist oberflächenaktiv und benetzt mit seinen Wirkstoffen die Darmschleimhaut, wo etwaige Pilz- und Bakteriennester oder Parasiten sitzen. Die bitter schmeckenden Traditionskräuter wie Wermut, Nelke, Schwarzwalnuss, Schwarzkümmel, Beifuß und Majoran wirken antiseptisch, verdauungsanregend, lindern Magenkrämpfe und Blähungen und wirken zugleich stark anregend auf die Darmperistaltik.

> **Rizol-Gamma 50 ml:** Dieses Rizol ist eine weitere Rezeptur aus Rizinus- und Olivenöl, das ebenfalls mit Ozon, aber mit einer anderen Mischung verdauungsanregender, antiparasitärer Kräuter angereichert ist. Wermut, Nelke und Schwarzwalnuss in starker Konzentration sind hier die Wirkstoffe.
Es ist wichtig, die Rizole miteinander abzuwechseln, weil mit den verschiedenen Rezepturen unterschiedliche Parasiten eliminiert werden.

> **Kräutertropfenmischung Nr. 5, Kräutertropfenmischung Nr. 10 und Kräutertropfenmischung Nr. 17:** Geben Sie sich jeweils 3-3-3 Tropfen vor dem Essen direkt auf die Zunge. Bei guter Verträglichkeit können Sie die Dosis auf 5-5-5 Tropfen erhöhen.

> **Saco:** Noch 4 Wochen lang mittags und abends 2 Messlöffel in mindestens 300 ml Wasser oder Kräutertee lösen und trinken. Anschließend nur noch abends 2 Messlöffel in mindestens 300 ml Wasser oder Kräutertee lösen und trinken.

> **Mikro:** 1-mal täglich 30 ml unverdünnt und möglichst 30 Minuten vor dem Schlafen trinken.

> **Ombi 6:** 6 verschiedene probiotische Bakterienstämme für den Darm. 1 Teelöffel Ombi-Pulver in ⅛ Liter Wasser auflösen, 10 Minuten Aktivierungszeit abwarten, umrühren und vor dem Schlafen trinken.

> **Magenwohltee:** Weiterhin 3 Tassen am Tag körperwarm trinken.

Ihr Tagesplan:
> **Herstellung des Tagestrunks:** 3 Tassen Magenwohltee aufbrühen.

> **10 Minuten vor dem Frühstück:** 3 (bis zu 10) Tropfen Rizol in etwas Wasser lösen und die Lösung trinken.

> **Nach dem Frühstück:** 3–5 Tropfen der Kräutertropfenmischungen Nr. 5, 10 und 17 auf die Zunge tropfen.

> **30 Minuten vor dem Mittagessen:** 2 Messlöffel Saco in mindestens 300 ml Wasser oder Kräutertee lösen und trinken.

> **Nach dem Mittagessen:** 3–5 Tropfen der Kräutertropfenmischungen Nr. 5, 10 und 17 auf die Zunge tropfen.

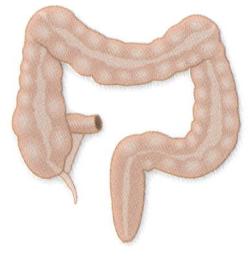

› **10 Minuten vor dem Abendessen:** 3 (bis zu 10) Tropfen Rizol in etwas Wasser geben und die Lösung trinken.

› **Nach dem Abendessen:** 3–5 Tropfen der Kräutertropfenmischungen Nr. 5, 10 und 17 auf die Zunge tropfen.

› **Mikro:** 1-mal täglich 30 ml unverdünnt und möglichst 30 Minuten vor dem Schlafen trinken.

› **Vor dem Schlafen:** 1 Teelöffel Ombi-Pulver in ⅛ Liter Wasser lösen, 10 Minuten Aktivierungszeit abwarten, umrühren und trinken.

Was macht Rizol so besonders?

Die Wirkung dieses Präparats ist verblüffend: Die darin enthaltenen bitteren Kräuter regen den Gallenfluss an. Durch die Galle wird das Rizol-Öl-Gemisch im Darm zu winzig kleinen Tröpfchen emulgiert. Auf diese Weise gelangt das im Rizol gelöste Ozon in alle Ecken des Darms und erreicht auf diesem Wege auch die anaerob lebenden (ohne Sauerstoff auskommenden) Parasiten und Pilze, die diese Begegnung nicht überleben können.

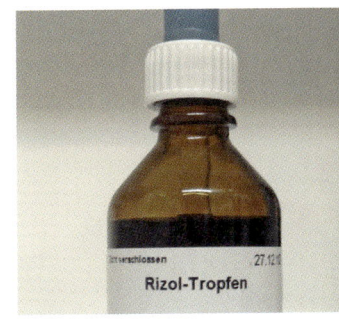

Rizole sind Apothekenrezepturen, keine Fertigarzneimittel oder Nahrungsergänzungsmittel.

Zusammensetzung Rizol-Zeta:

69,3 %	Rizol-Grundstoff
10,0 %	Nelkenöl
10,0 %	Wermutöl
1,8 %	Walnussöl
5,0 %	Schwarzkümmelöl
3,0 %	Beifußöl
0,9 %	Majoranöl

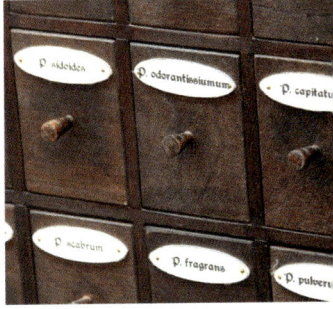

Zusammensetzung Rizol-Gamma:

70,0 %	Rizol-Grundstoff
10,0 %	Nelkenöl
10,0 %	Wermutöl
10,0 %	Walnussöl

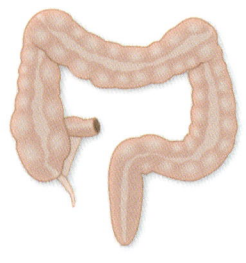

Achtung:

Bei innerlicher Einnahme von Rizol wird das Immunsystem aufgrund der Freisetzung latenter Stadien von Pilzen, Bakterien, Parasiten, Viren und Tumorzellen zunächst belastet. Das kann möglicherweise bei Allergikern oder Menschen mit chronischen Hautausschlägen zu Nebenwirkungen wie Fieber führen. Das Fieber ist lediglich ein Zeichen dafür, dass sich das Immunsystem aktiv mit den Eindringlingen auseinandersetzt. Es sollte nicht zu hoch ansteigen und auch nicht länger als drei Tage anhalten, sonst wird das Immunsystem zu sehr belastet. Daher gegebenenfalls die Dosis des eingenommenen Rizols etwas reduzieren.

Generell gilt: Je höher die parasitäre Belastung, desto geringer die Anfangsdosis. Es kann also ausreichen, mit täglich nur 1-1-1 Tropfen in etwas Wasser gelöst zu beginnen.

Der ultimative Hausputz
für den nervösen Darm

Bei nervösem Darm schlägt jede noch so kleine Aufregung auf die Verdauung. Der Körper will so viel wie möglich loswerden, der Stuhl verflüssigt sich, und die Entleerung ist plötzlich. Das Gefühl, »fertig zu sein«, ist selten.

Oft fehlt dem Darm die Zeit, den Speisebrei in seine Nährstoffe aufzuspalten, die der Körper aber dringlich braucht. Daher empfehle ich eine zusätzliche Einnahme von Mikronährstoffen wie Vitaminen, Mineralien, Enzymen, Aminosäuren und Antioxidantien.

Fast alle Wohlstandsleiden stehen mit einer gestörten Verdauung und einer damit einhergehenden Beeinträchtigung der Nährstoffaufnahme in Verbindung. Mit der Nahrung gelangen auch Schadstoffe und Keime in den Verdauungsbereich. Im Idealfall werden diese eliminiert, während Eiweiße, Fette, Kohlenhydrate sowie Vitamine, Mineralstoffe und sekundäre Pflanzenstoffe dem Organismus zugeführt werden. Darüber hinaus werden in der Darmschleimhaut Immunzellen produziert, die über die Lymphbahnen im Körper verteilt werden und so das Immunsystem stärken.

Die Wiederherstellung einer natürlichen, ausgewogenen Bakterienbesiedlung nach einer Antibiotika-Behandlung, die unkontrolliert freundliche und feindliche Keime abtötet, sowie die grundsätzliche Gesunderhaltung des Darms sind enorm wichtig für einen funktionierenden Stoffwechsel. Damit das gelingt, sollte dem

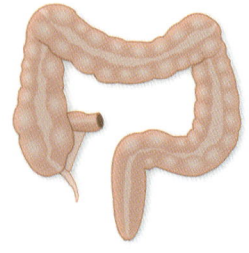

Aufbau der Darmflora immer eine gründliche Darmreinigungskur vorausgehen.

Bei einem nervösen Darm in einem empfindlichen oder noch jungen Körper befolgen Sie bitte das folgende Rezept.

1. Schritt der Darmreinigung:
Beruhigung des Verdauungstrakts
und der Darmflora

Sie brauchen:

> **Spagirische[8] Tropfen:** Morgens je 10 Tropfen der spagirischen Tropfen Nr. 8, Nr. 9 und Nr. 16 in eine Glasflasche mit 1 Liter gutem, stillem Wasser geben und über den Tag verteilt trinken.

> **Kräutertropfenmischung Nr. 5:** Diese Kräutertropfenmischung regt die Verdauung im Oberbauch an. Diese Mischung ist speziell abgestimmt auf die Anregung der Verdauungssäfte in Magen, Leber, Galle und Bauchspeicheldrüse

8) Das spagirische Herstellungsverfahren ist eine altüberlieferte alchemistische Aufbereitung von pflanzlichen, mineralischen und tierischen Ausgangsprodukten, z. B. durch Destillieren oder Veraschen. All dies geschieht mit dem Ziel, nur die nützlichen und guten Inhaltsstoffe übrig zu behalten, damit die Wirkung der Heilmittel sowohl auf körperlicher als auch auf seelisch-geistiger Ebene voll zur Geltung kommen kann.

- **Kräutertropfenmischung Nr. 16:** Diese Kräutertropfenmischung unterstützt die fein aufeinander abgestimmte Regulation des Darms.

- **Zeop:** Siehe Seite 114. Für diese gründliche Reinigungskur werden etwa 250 g benötigt.

- **Strepair:** 9 verschiedenen Bakterienstämme, die bewirken, dass der Darm wieder ruhig und ausgeglichen seine Verdauungsarbeit leisten kann.

So wird es gemacht:

- **Spagirische Tropfen:** Morgens je 10 Tropfen der spagirischen Tropfen Nr. 8, Nr. 9 und Nr. 16 in eine Glasflasche mit 1 Liter gutem, stillem Wasser geben und über den Tag verteilt trinken.

- **Kräutertropfenmischung Nr. 16:** Direkt vor jeder Mahlzeit geben Sie sich 1-1-1 Tropfen direkt auf die Zunge. Bei guter Verträglichkeit der Tropfen kann die Dosis langsam auf 5-5-5 Tropfen erhöht werden.

- **Kräutertropfenmischung Nr. 5:** 10–15 Tropfen pur über einen Plastiklöffel einnehmen oder direkt auf die Zunge tropfen.

- **Zeop:** Nehmen Sie dieses Präparat 2-mal pro Tag mit mindestens 60 Minuten Abstand nach bzw. vor den Mahlzeiten ein. Lösen Sie dafür ½–1 Teelöffel Zeop in etwas Wasser, und trinken Sie dann diese Lösung.

- **Strepair:** 1 Päckchen Strepair in ⅛ Liter Wasser lösen, 10 Minuten Aktivierungszeit abwarten, umrühren und vor dem Schlafen trinken.

- **Ombi 10:** 1 Päckchen Ombi 10 in ⅛ Liter Wasser lösen, 10 Minuten Aktivierungszeit abwarten, umrühren und auf nüchternen Magen trinken.

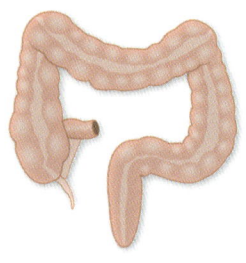

Ihr Tagesplan:

> **Herstellung des Tagestrunks:** In einer Glasflasche je 10 Tropfen aller spagirischen Tropfen in 1 Liter Wasser lösen. Diese Lösung soll über den Tag verteilt getrunken werden.

> **30 Minuten vor dem Frühstück:** 1 Päckchen Ombi 10 in ⅛ Liter Wasser lösen, 10 Minuten Aktivierungszeit abwarten, umrühren und trinken.

> **Direkt vor dem Frühstück:** Geben Sie 1–3 Tropfen der Kräutertropfenmischung Nr. 16 direkt auf die Zunge, oder nehmen Sie sie über einen Plastiklöffel ein. Geben Sie 10–15 Tropfen der Kräutertropfenmischung Nr. 5 direkt auf die Zunge, oder nehmen Sie sie über einen Plastiklöffel ein.

> **Vormittags:** Lösen Sie Zeop in Wasser auf, und trinken Sie die Lösung.

> **Vor dem Mittagessen:** Geben Sie 10–15 Tropfen der Kräutertropfenmischung N. 5 direkt auf die Zunge, oder nehmen Sie sie über einen Plastiklöffel ein.

> **Vor dem Abendessen:** Geben Sie 1–3 Tropfen der Kräutertropfenmischung Nr. 16 direkt auf die Zunge. Geben Sie 10–15 Tropfen der Kräutertropfenmischung Nr. 5 direkt auf die Zunge.

> **60 Minuten nach dem Abendessen:** Lösen Sie Zeop-Pulver auf, und trinken Sie die Lösung.

> **Vor dem Schlafen:** Strepair: 1 Päckchen Strepair in ⅛ Liter Wasser lösen, 10 Minuten Aktivierungszeit abwarten, umrühren und vor dem Schlafen trinken. Im täglichen Wechsel mit Ombi 10 verwenden.

2. Schritt der Darmreinigung: Aufbau und Erhalt der gesunden Darmflora

Sie brauchen:

> **Spagirische Tropfen:** Nr. 8, Nr. 9 und Nr. 16, siehe Seite 104.

> **Kräutertropfenmischung Nr. 5:** Dieses Elixier regt die Verdauung im Oberbauch an. Diese Mischung ist speziell abgestimmt auf die Anregung der Verdauungssäfte in Magen, Leber/Galle und Bauchspeicheldrüse.

> **Kräutertropfenmischung Nr. 16:** Diese Kräutertropfenmischung unterstützt die fein aufeinander abgestimmte Regulation des Darms.

> **Zeop:** Siehe Seite 114. Für diese gründliche Reinigungskur werden etwa 250 g benötigt.

> **Strepair:** Abends einnehmen.

> **Amin-Pulver:** Diese Mischung aus Aminosäuren, Vitaminen und Spurenelementen trägt dazu bei, dass

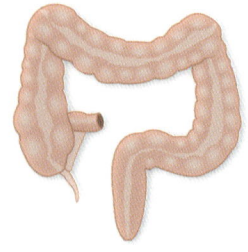

der Darm seine Verdauungsaktivität in vollem Umfang leisten kann. Sie dient der Stärkung des Darms und des darmassoziierten Immunsystems.

So wird es gemacht:

› **Spagirische Tropfen:** Morgens je 10 Tropfen der spagirischen Tropfen Nr. 8, Nr. 9 und Nr. 16 in eine Glasflasche mit 1 Liter gutem, stillem Wasser geben und über den Tag verteilt trinken.

› **Kräutertropfenmischung Nr. 16:** Siehe Seite 105.

› **Kräutertropfenmischung Nr. 5:** Siehe Seite 111.

› **Zeop:** Siehe Seite 114.

› **Strepair:** Abends einnehmen.

› **Amin-Pulver:** Dieses spezifische Darm- und Immunaufbaumittel ist in praktische Tagesportionen abgepackt. Lösen Sie den Inhalt eines Päckchens in viel Wasser auf. Sie können einen Milchaufschäumer benutzen, um schnell eine homogene Lösung zu erzeugen (die übrigens nach Orangensaft schmeckt).

Ihr Tagesplan:

▸ **Herstellung des Tagestrunks:**
In einer Glasflasche je 10 Tropfen aller spagirischen Tropfen in 1 Liter Wasser lösen. Diese Lösung soll über den Tag verteilt getrunken werden.

▸ **Direkt vor dem Frühstück:**
Geben Sie 1–3 Tropfen der Kräutertropfenmischung Nr. 16 direkt auf die Zunge, oder nehmen Sie sie pur über einen Plastiklöffel ein. Geben Sie 10–15 Tropfen der Kräutertropfenmischung Nr. 5 direkt auf die Zunge, oder nehmen Sie sie pur über einen Plastiklöffel ein.

▸ **Zum Frühstück:** Trinken Sie das in einem großen Glas Wasser gelöste Amin-Pulver. Je wärmer das Wasser, desto geringer der Eigengeschmack!

▸ **Mitten am Vormittag:** Lösen Sie Zeop in Wasser auf, und trinken Sie die Lösung.

▸ **Vor dem Mittagessen:**
Geben Sie 1–3 Tropfen der Kräutertropfenmischung Nr. 16 direkt auf die Zunge, oder nehmen Sie sie pur mit einen Plastiklöffel ein. Geben Sie 10–15 Tropfen der Kräutertropfenmischung Nr. 5 direkt auf die Zunge.

▸ **Vor dem Abendessen:**
Geben Sie 1–3 Tropfen der Kräutertropfenmischung Nr. 16 direkt auf die Zunge. Geben Sie 10–15 Tropfen der Kräutertropfenmischung Nr. 5 direkt auf die Zunge.

▸ **60 Minuten nach dem Abendessen:**
Lösen Sie das Zeop-Pulver in Wasser auf, und trinken Sie die Lösung.

▸ **Vor dem Schlafen:** Strepair: 1 Päckchen Strepair in ⅛ Liter Wasser lösen, 10 Minuten Aktivierungszeit abwarten, umrühren und vor dem Schlafen trinken. Im täglichen Wechsel mit Ombi 10 verwenden.

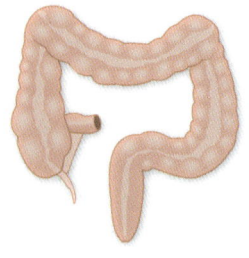

Bei zarten, empfindlichen Körpern hilft ein behutsamer Start in die Darmreinigung. Heutzutage ist es glücklicherweise nicht schwer, den Darm schonend zu entgiften, zu entschlacken und zu entsäuern. Ein wesentlicher Bestandteil dieser sanften Methode der Darmreinigung sind spagirische Tropfen. Diese feinstofflichen Mittel arbeiten sowohl auf seelisch-geistiger als auch auf körperlicher Ebene. Sie ersetzen jedoch nicht die sinnvollen Kräutermischungen, die ebenfalls in das Rezept eingearbeitet wurden.

Parallel zu den spagirischen Tropfen und Kräutermischungen ist der Einsatz von Enzymen hilfreich, um die Verdauungsorgane zu entlasten und zugeführte Nahrung besser verstoffwechseln zu können. Bioregulatoren aktivieren die körpereigenen Verdauungsenzyme und -säfte. Ohne das Zusammenspiel unseres hocheffizienten Enzymsystems könnten weder Vitamine noch die Grundbausteine der Nahrung wie Eiweiße, Fette und Kohlenhydrate noch die zugeführten Mikroorganismen im Körper aufgenommen werden.

Der ultimative Hausputz für den Reizdarm

Auf den Reizdarm ist kein Verlass. Mal verstopft, mal mit Durchfall signalisiert er, dass er wirklich große Probleme hat und sorgfältig behandelt werden muss. Hier würde ich an erster Stelle eine gründliche Untersuchung auf Stuhl- und Urin-Dysbiose empfehlen bzw. den IGG/IGG4-Nahrungsmittelunverträglichkeitstest bei einem entsprechenden Labor in Auftrag geben.

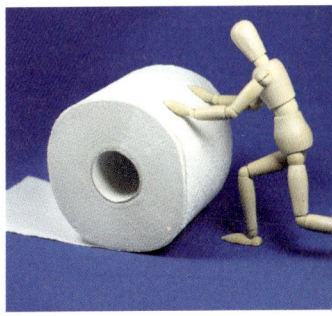

Perfekter Stuhl benötigt kaum Papier.

Ruhe und Verlässlichkeit in den Reizdarm zu bringen hat hier oberste Priorität. Hierbei gilt, nicht nur das momentane Verhalten des Darms zu verbessern, sondern das Gesamtbild im Blick zu haben. Das erfordert Zeit und leider auch Geduld.

Sie brauchen für den 1. Monat:

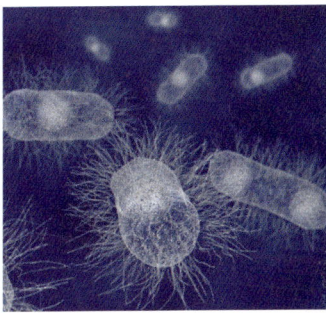

Darmbakterien

> **Kräutertropfenmischung Nr. 5:** Dieses Elixier regt die Verdauung im Oberbauch an und hilft dabei, den Aufenthalt von schädlichen Bakterien und Pilzen im Körper zu beenden.

> **Kräutertropfenmischung Nr. 17:** Dieses Elixier regt die Lymphtätigkeit sowie den Lymphabfluss im ganzen Körper an.

> **Cari:** Aktiviert, harmonisiert und fördert auf natürlich Weise die Verdauung, lindert Blähungen und eventuelles Sodbrennen, verbessert die Aufnahme von Vitalstoffen.

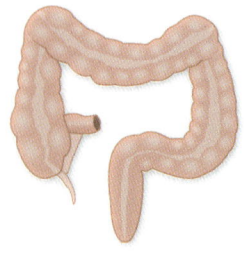

> **Strepair:** 9 verschiedene Bakterienstämme, die bewirken, dass der Darm wieder ruhig und ausgeglichen seine Verdauungsarbeit leisten kann.

> **Fit:** Nur in einer gesunden Darmschleimhaut können sich die lebenswichtigen Darmbakterien ansiedeln und ihre Arbeit verrichten. Zink, L-Glutamin, Taurin und die B-Vitamine sind die Grundelemente zum Aufbau der Darmschleimhaut und wichtig für die Festigkeit der Tight Junctions (Nahtstellen im Darm, die das Eindringen von schädlichen Nahrungsstoffen verhindern).

> **Saco:** Ballaststoffe und Kräuter werden in ⅛ Liter Wasser oder Kräutertee gelöst und getrunken.

So wird es gemacht:

> **Kräutertropfenmischung Nr. 5 und Kräutertropfenmischung Nr. 17:** Geben Sie jeweils 3-3-3 Tropfen vor dem Essen direkt auf die Zunge. Bei guter Verträglichkeit können Sie die Dosis ab der 2. Woche auf 5-5-5 Tropfen erhöhen.

> **Cari:** Nach jeder Hauptmahlzeit den Inhalt eines Beutels pur genießen.

> **Saco:** 1. Woche: Zwischen Abendessen und Schlafen 2 Messlöffel in mindestens 300 ml Wasser oder

Kräutertee lösen und trinken. Ab der 2. Woche: Nachmittags und abends 2 Messlöffel in mindestens 300 ml Wasser oder Kräutertee lösen und trinken

▷ **Strepair:** 1 Päckchen Strepair in ⅛ Liter Wasser lösen, 10 Minuten Aktivierungszeit abwarten, umrühren und vor dem Schlafen trinken.

▷ **Fit:** 2-mal täglich 1–2 Kapseln mit etwas Wasser einnehmen.

Ihr Tagesplan:

▷ **Direkt vor dem Frühstück:** Geben Sie jeweils 3 Tropfen der Kräutertropfenmischungen Nr. 5 und Nr. 17 direkt auf die Zunge, oder nehmen Sie sie pur über einen Plastiklöffel ein. Schlucken Sie 2 Kapseln Fit.

▷ **Nach dem Frühstück:** Genießen Sie den Inhalt eines Beutels Cari.

▷ **Vor dem Mittagessen:** Geben Sie jeweils 3 Tropfen der Kräutertropfenmischungen Nr. 5 und Nr. 17 direkt auf die Zunge.

▷ **Nach dem Mittagessen:** Genießen Sie den Inhalt eines Beutels Cari.

▷ **Nachmittags (ab der 2. Woche):** 2 Messlöffel Saco in mindestens 300 ml Wasser oder Kräutertee lösen und trinken.

▷ **Vor dem Abendessen:** Geben Sie jeweils 3 Tropfen der Kräutertropfenmischungen Nr. 5 und Nr. 17 direkt auf die Zunge. Nehmen Sie 2 Kapseln Fit ein.

▷ **Nach dem Abendessen:** Genießen Sie den Inhalt eines Beutels Cari.

▷ **Zwischen Abendessen und Schlafen:** 2 Messlöffel Saco in mindestens 300 ml Wasser oder Kräutertee lösen und trinken.

▷ **Vor dem Schlafen:** 1 Päckchen Strepair in ⅛ Liter Wasser lösen, 10 Minuten Aktivierungszeit abwarten, umrühren und trinken.

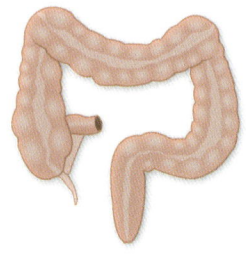

Sie brauchen für den 2. und 3. Monat:

> Kräutertropfenmischung Nr. 5 und Kräutertropfenmischung Nr. 17

> **Saco:** Nach den ersten 4 Wochen die Einnahme auf den Abend reduzieren.

> **OBE:** Ein reines Naturprodukt, welches auf die Verdauung ausgleichend, weil reinigend wirkt. Bitte stets im Kühlschrank aufbewahren! Sie benötigen hiervon einmal 500 ml.

> **Zeop:** Die absorbierende Wirkung dieses feinen Pulvers verstärkt die Reinigungswirkung des OBE. Für diese gründliche Reinigungskur werden etwa 60 g benötigt.

> **Fit:** siehe Seite 112

> **Mikro:** siehe Seite 94

> **Strepair:** siehe Seite 112

Ihr Tagesplan:

> **10 Minuten vor dem Frühstück:**
> Nehmen Sie 1 Teelöffel bis zu 1 Esslöffel OBE am besten pur ein.

> **Direkt vor dem Frühstück:** Geben Sie jeweils 3 Tropfen der Kräutertropfenmischungen Nr. 5 und Nr. 17 direkt auf die Zunge.

> **Zum Frühstück:** Nehmen Sie 2 Kapseln Fit ein.

> **Vormittags:**
> 1.–4. Woche: 2 Messlöffel Saco in mindestens 300 ml Wasser oder Kräutertee lösen und trinken.
> 5.–8. Woche: ½ Teelöffel Zeop in einem Glas Wasser auflösen und die Lösung trinken.

> **Vor dem Mittagessen:** Geben Sie jeweils 3 Tropfen der Kräutertropfenmischungen Nr. 5 und Nr. 17 direkt auf die Zunge.

> **Vor dem Abendessen:** Geben Sie jeweils 3 Tropfen der Kräutertropfenmischungen Nr. 5 und Nr. 17 direkt auf die Zunge. Nehmen Sie 1 Teelöffel bis zu 1 Esslöffel OBE am besten pur ein. Nehmen Sie 2 Kapseln Fit ein.

> **60 Minuten nach dem Abendessen:**
> 1.–4. Woche: 2 Messlöffel Saco in mindestens 300 ml Wasser oder Kräutertee lösen und trinken.
> 5.–8. Woche: ½ Teelöffel Zeop auflösen und die Lösung trinken.

> **Vor dem Schlafen:** Mikro: 30 ml pur möglichst 30 Minuten vor dem Schlafen trinken. Strepair: 1 Päckchen in ⅛ Liter Wasser lösen, 10 Minuten Aktivierungszeit abwarten, umrühren und trinken.

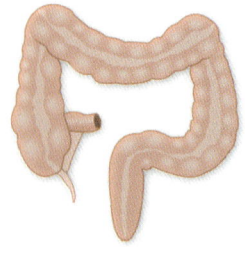

Ab dem 3. Monat:

Gratuliere, Sie haben behutsam, aber nachdrücklich Ihrem Darm eine Chance gegeben, seine wertvolle Verdauungsarbeit zu optimieren. Bei einem solch vorgeschädigten Darm macht es Sinn, diesen auch weiterhin zu unterstützen. Der ständige Generationenwechsel unserer Darmbakterienstämme sollte auch im Alter so munter und gesund wie möglich stattfinden können. Sie kennen die Produkte inzwischen, die Ihnen geholfen haben. Daher ergibt es Sinn, das eine oder andere Produkt weiterhin in Ihre tägliche Routine einzubauen.

Bitterstoffe regen die Verdauung an, daher folgender Vorschlag:

Sie brauchen:

> **Mikro:** Wirkt Gärung und Fäulnis entgegen, unterstützt die Vermehrung der gesunden Darmflora.

> **Ombi 6:** 300 g Pulver: Die Kombination von sechs Bakterienstämmen potenziert die Wirkungsweise jeder einzelnen Art. Durch die Zugabe sogenannter Präbiotika, das sind Ballaststoffe, die den gesunden Bakterien als Nährboden dienen, wird die Vermehrung der gesunden Darmflora gezielt gefördert.

> Wenn Sie Ihr 60. Lebensjahr bereits erreicht haben, gibt es für Sie ein eine spezielle Mischung: **Ombiplus:** Speziell für den Darm ab 60. Im Laufe der Jahre nimmt die Zahl der gesunden Bifidobakterien im Darm ab, stattdessen siedeln Fäulniskeime wie

z. B. Clostridien gerne an. Der Stuhl beginnt dann stärker zu riechen, der Darm arbeitet nicht mehr alle Nahrungsbestandteile auf und kann daher auch nicht genügend Vitalstoffe in das Blut weiterleiten. Der Stoffwechsel wird langsamer. 10 Bakterienkulturen mit mindestens 2,5 Milliarden Keimen pro Gramm Pulver unterstützen kontinuierlich die Darmflora.

So wird es gemacht:

> **Vor jeder Mahlzeit:** 10–15 Tropfen die Kräutertropfenmischung Nr. 5 pur im Mund zerfließen lassen.

> **Jeden Abend:** 30 ml Mikro pur möglichst 30 Minuten vor dem Schlafen trinken.

> **Ombi 6 bzw. Ombiplus:** Lösen Sie täglich vor dem Schlafen einen Teelöffel Pulver (2 Gramm) in ⅛ Liter Wasser auf, 10 Minuten Aktivierungszeit abwarten, umrühren und dann trinken.

So bleibt Ihr Darm gesund:

> Achten Sie auf eine regelmäßige Verdauung ohne Abführmittel.

> Essen Sie viel Gemüse, zugleich wenig Zucker und Fett.

> Verzichten Sie auf Konservierungsmittel in Ihrer Nahrung.

> Trinken Sie täglich 2 Liter frisches Wasser!

> Bewegen Sie sich viel an der frischen Luft.

> Lernen Sie, Stress und Hektik auszugleichen – beruflich und privat.

> Meiden Sie die unnötige Einnahme von Medikamenten.

> Nehmen Sie jeden Tag aktive Darmbakterien zu sich, um den Verlust, der durch falsche Ernährung und Stress entsteht, wieder auszugleichen.

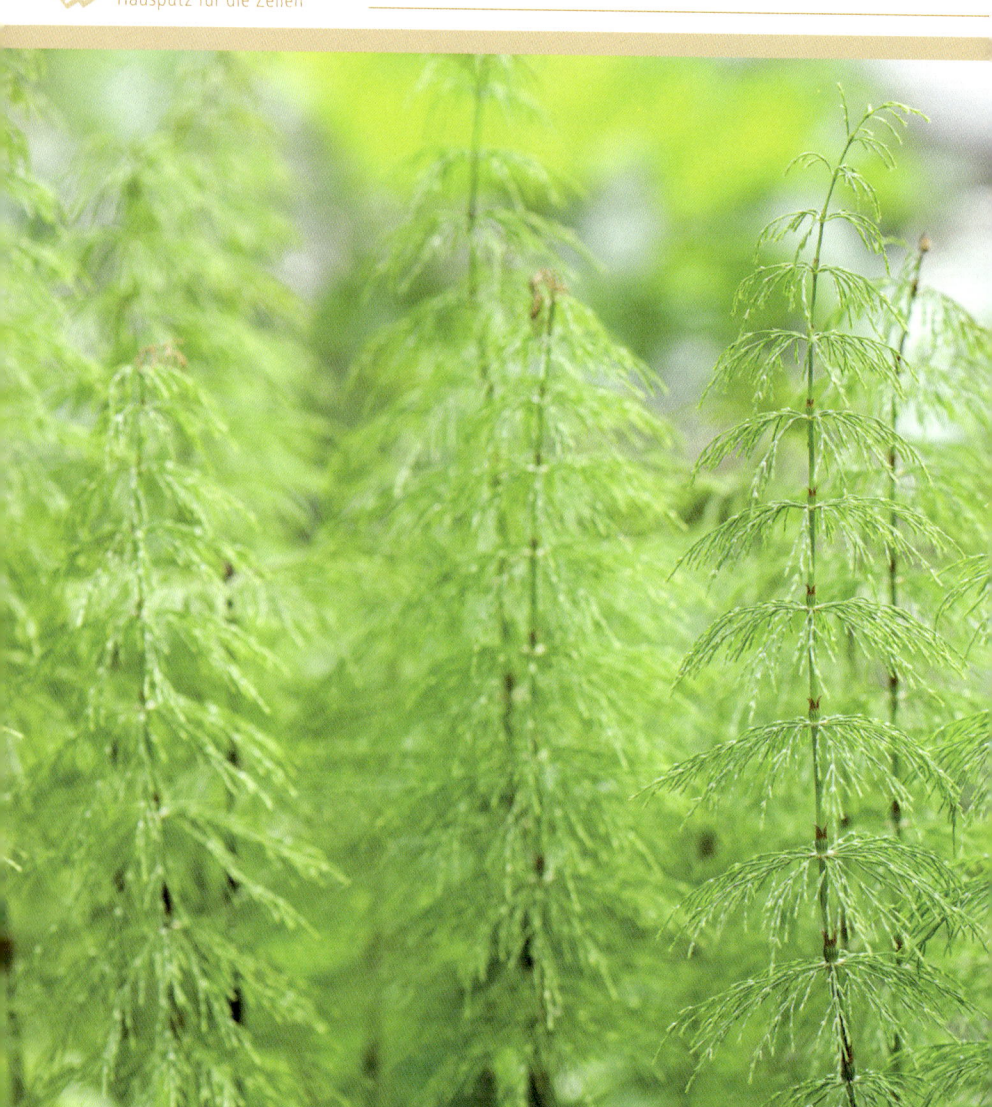

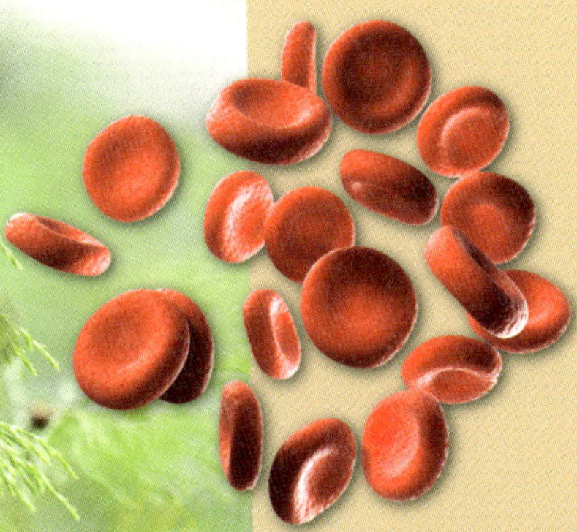

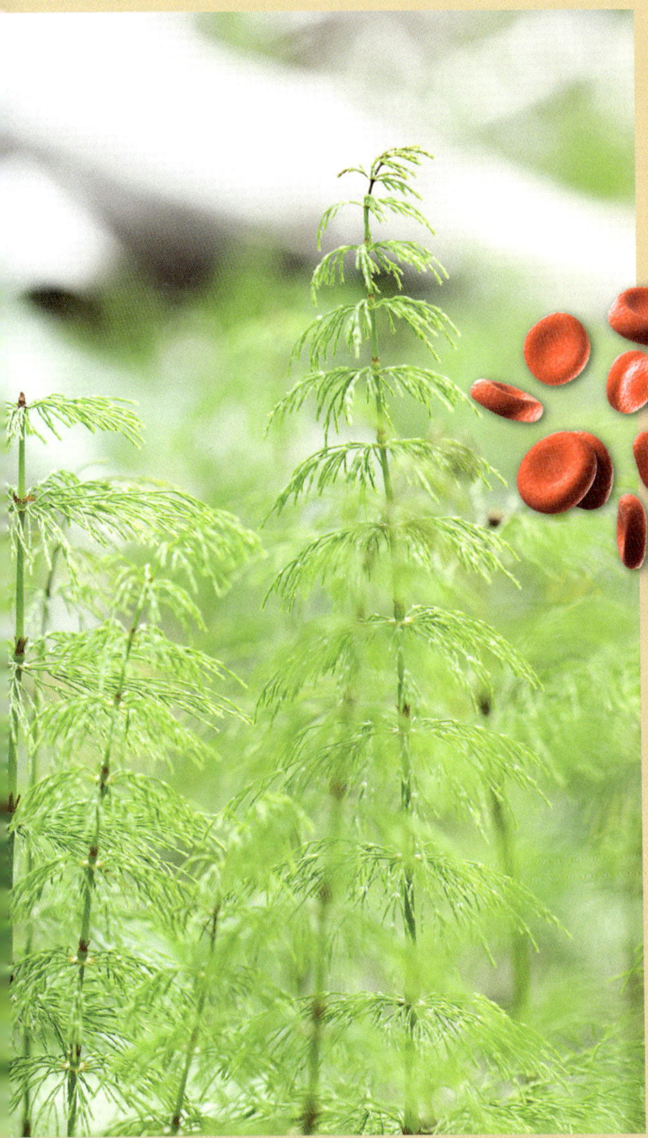

Der ultimative
Hausputz für
die Zellen

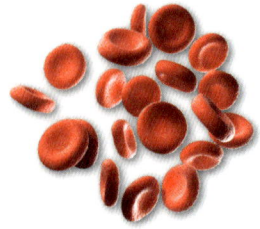

Der ultimative Hausputz für Ihre Zellen

> Sie möchten Ihre Reinigungskuren von zellulärer Seite her beginnen?

> Sie möchten vor dem Fasten eine Entgiftung durchführen?

> Sie möchten zwischen den Organreinigungen immer eine 2-wöchige Grundreinigung durchführen?

> Sie haben vor abzunehmen, haben aber Sorge wegen all der angesammelten und gespeicherten Toxine?

Hinweis: Personen mit Leberbeschwerden, Bluthochdruck, Hypokalämie, Niereninsuffizienz, Schilddrüsenüberfunktion oder Oxalsäureunverträglichkeit sollten vor diesem Reinigungsritual ihren Heilpraktiker oder Arzt konsultieren!

Allgemeiner Hinweis:
Aus rechtlichen Gründen hat die Autorin weitestgehend auf Produktnamen verzichtet. Für Rückfragen oder weitere Informationen sind auf Seite 181 Kontaktdaten angegeben. Darüber hinaus finden Sie auf Seite 182 Empfehlungen der Autorin zu Produkten und Instituten.

Wie funktioniert eine Entgiftung des Körpers?

Zur Entsorgung nutzloser und schädlicher Substanzen bedient sich unser Körper einer Reihe hochspezifischer Enzymsysteme. Nach wissenschaftlichen Erkenntnissen läuft der Entgiftungsprozess dabei in 3 Phasen ab.

In **Phase I (Lösung der Schadstoffe)** werden die nicht wasserlöslichen, schädlichen Giftstoffe, die sich vorwiegend in den Fett- und Bindegewebszellen angesammelt haben, in eine wasserlösliche Form gebracht. Denn nur in Form dieser wasserlöslichen Zwischenprodukte können die Schadstoffe aus dem Körper ausgeschieden werden.

In **Phase II (Neutralisierung der Schadstoffe)** werden die wasserlöslichen, hochreaktiven Zwischenprodukte unschädlich gemacht und zur endgültigen Ausscheidung aufbereitet.

In der **Phase III (Ausscheidung der Schadstoffe)** werden die Schadstoffe aktiv aus den Zellen eliminiert. Die Ausscheidungsorgane – Leber, Niere, Darm – sorgen dafür, dass die Schadstoffe schnell aus dem Körper geschleust werden.

In meiner Praxis haben viele Menschen die folgende Kombination als sehr effektiv erlebt.

Der Beginn einer Entgiftungskur sollte mit dem abnehmenden Mond stattfinden.

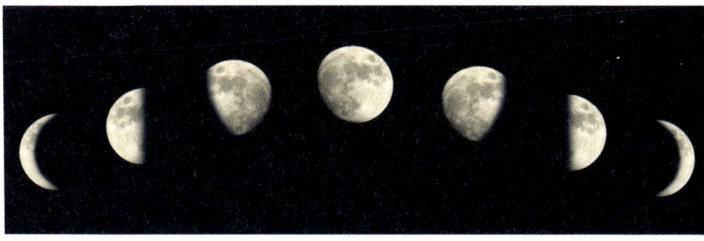

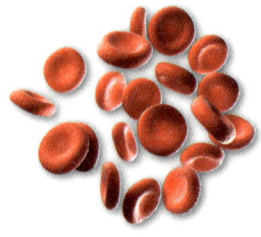

Sie brauchen:

▷ 1 Packung à 20 Beutel Flo-Ausleitungs- & Entgiftungstee

▷ 1 Dose D-A-Kapseln

▷ **Kräutertropfenmischung Nr. 3**: fördert die Nierenfunktion, entwässert, wirkt antiseptisch und stärkt den Nierenmeridian

▷ **Kräutertropfenmischung Nr. 17**: regt den Lymphfluss an, leitet das Körperwasser zur Niere hin

Genereller Hinweis: Der Inhalt einer Kräutertropfenmischung reicht für 2 bis 2½ Monate Einnahme aus.

Zubereitung des Flo-Tees:

▷ In einem Kochtopf (am besten aus Kupfer, **kein Aluminium!**) 1,25 Liter Trinkwasser aufkochen.

▷ Den Topf vom Herd nehmen und den Inhalt eines Portionsbeutels unter vorsichtigem Umrühren – **mit einem Holzlöffel (!)** – in das kochende Wasser geben.

▷ Wenn alles gut untergerührt ist, den Topf wieder auf die Herdplatte stellen und den Sud 15 Minuten zugedeckt bei niedriger Hitze weiterköcheln lassen.

- Den Topf vom Herd nehmen. Die Kräuterreste vom Deckelinneren und vom Topfrand in die Flüssigkeit einrühren. Nun den Kräutertee zugedeckt 10–12 Stunden bei Raumtemperatur ziehen lassen.

- Den Sud mit einem Holzlöffel gut umrühren und noch einmal bis kurz vor den Siedepunkt erhitzen. Den Topf einige Minuten stehen lassen, damit sich die Kräuter absetzen können.

- Die Tee-Essenz durch ein Sieb in sterilisierte (mit heißem Wasser ausgespülte), vorgewärmte Glasflaschen abfüllen und dicht verschließen.

- Die Flaschen abkühlen lassen und im Kühlschrank aufbewahren.

- Diese Menge reicht für 2–3 Wochen.

So wird es gemacht:

- **Flo-Tee:** Vor Gebrauch die Vorratsflasche gut schütteln. 30 ml der Tee-Essenz (das sind ca. 2–3 Esslöffel) mit der doppelten Menge heißem Wasser verdünnen. **Trinken Sie eine Stunde vor und nach der Einnahme nichts anderes, besonders keinen Kaffee!**

- **D-A-Kapseln:** Kombination aus 9 natürlichen Pflanzenessenzen, die alle 3 Phasen der Entgiftung während einer 2-wöchigen Entschlackungskur unterstützt.

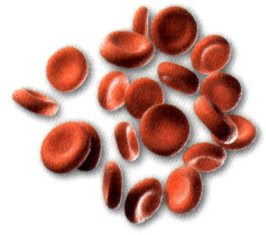

Ihr Tagesplan:

▷ **Morgens:** Auf nüchternen Magen 30 ml der Tee-Essenz (2–3 Esslöffel) mit der doppelten Menge heißem Wasser verdünnen und trinken. Erst eine Stunde danach frühstücken.

▷ **Vor dem Frühstück:** 3 D-A-Kapseln mit etwas Wasser einnehmen. Jeweils 3 Tropfen der Kräutertropfenmischungen Nr. 3 und Nr. 17 pur auf die Zunge geben und einspeicheln.

▷ **Über den Tag:** Darauf achten, dass sie 1½–2 Liter stilles Wasser oder dünnen Kräutertee trinken.

▷ **Vor dem Mittagessen:** Jeweils 3 Tropfen der Kräutertropfenmischungen Nr. 3 und Nr. 17 pur auf die Zunge geben und einspeicheln.

▷ **Eine Stunde vor dem Abendessen:** 30 ml der Tee-Essenz (ca. 2–3 Esslöffel) mit der doppelten Menge heißem Wasser verdünnen und trinken.

▷ **Vor dem Abendessen:** 3 D-A-Kapseln mit etwas Wasser einnehmen. Jeweils 3 Tropfen der Kräutertropfenmischungen Nr. 3 und Nr. 17 pur auf die Zunge geben und einspeicheln.

Anwendungshinweise:

▷ Diese Zubereitung vor dem Zubettgehen und/oder vor dem Frühstück trinken. Die beste Wirkung wird auf leeren Magen erzielt.

▷ **Wichtig:** Über den Tag verteilt mindestens 1½ Liter Flüssigkeit trinken, vorzugsweise Wasser ohne Kohlensäure.

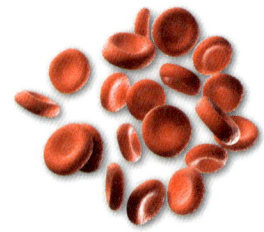

Bin ich sauer?

Körpergeruch, miese Stimmung, ständiger Muskelkater – all das kann ein Hinweis auf eine generalisierte Übersäuerung sein.

Der gängige Test, mithilfe von pH-Indikatorstreifen den pH-Wert des Urins zu messen, verhilft nur zu einer groben Einschätzung über die Funktionstüchtigkeit der Nieren, aber nicht über den Körper im Ganzen. Meist zeigt ein solcher Test sowieso »zu sauer« an.

Also bleibt außer den physischen Anzeichen nur das Labor als Wahrheitsfinder übrig. Hierbei ist das Verhältnis von Kalium zu Natrium als Indikator für eine intrazelluläre Übersäuerung, dagegen die Harnsäure und die Nierenfunktionsfähigkeit als Indikatoren für eine extrazelluläre Übersäuerung ausschlaggebend.

Ist der Körper zu sauer, dann werden Stoffwechselschlacken ins Gewebe eingelagert, das Bindegewebe wird hart und brüchig, Gelenke schmerzen, Blutbahnen werden unelastisch, Muskeln hart, und die inneren Organe können nicht richtig arbeiten. Ein leicht saures Milieu wird allerdings im Kampf gegen Krebszellen benötigt, deren Stoffwechsel ein rein basischer ist. Im Fall einer Übersäuerung kann nur ein pH-Wert-Gefälle dabei helfen, den Stoffwechsel wieder zu normalisieren.

Was hilft bei Übersäuerung?

Ernährung

An erster Stelle steht der Stoffwechsel. Ernähren wir uns hauptsächlich von Säurebildnern, muss der Körper unweigerlich sauer werden! Achten wir nicht auf eine Kost frei von Geschmacksverstärkern, Konservierungsstoffen, Farbstoffen oder weiteren Zusatzstoffen, muss unser Körper unweigerlich verschlacken. Der Körper kann nur die Nahrungsmittel verstoffwechseln, die ihm zur Verfügung gestellt werden. Ernähren wir uns hauptsächlich von kohlenhydratlastigen Nahrungsmitteln wie Pasta, Pizza, Pommes Frites, Brot, Süßigkeiten, Alkohol und Softdrinks, so wird unweigerlich die »Übersäuerungsverschlackung« eintreten.

Achten Sie also auf eine mineralstoffreiche Kost. Bioverfügbare Mineralien sind reichhaltig in den bunten Nahrungsmitteln, also Gemüse und Obst, enthalten. Je »biologischer« das Gemüse ist, desto besser. Schränken Sie Ihren Brot-, Nudel-, Süßigkeiten- und Kaffeekonsum drastisch ein, und meiden Sie jegliche Form von Fertigprodukten! Genießen Sie gesunde, Omega-3-haltige Öle, und freunden Sie sich mit hochwertigen Eiweißen, wie sie in Hülsenfrüchten, Eiern sowie in Maßen in Fleisch und in Fisch enthalten sind, an. Wasser und Kräutertees helfen dabei, Schlacken aus dem Körper zu spülen.

Profi-Tipp:
Eine Stoffwechselanalyse, wie sie z. B. beim »gesund & aktiv«-Stoffwechselprogramm anhand einer Untersuchung von 42 Blutparametern durchgeführt wird, gibt Klarheit über die passende Auswahl und die richtigen Mengen an Lebensmitteln, die der individuelle Stoffwechsel braucht, um optimal versorgt zu sein.

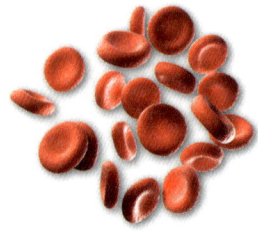

Ergänzende Maßnahmen

Sollte tatsächlich eine latente Übersäuerung vorliegen, kann man seinen Körper so lange unterstützen, bis Altlasten entsorgt sind und eine Ernährungsumstellung keine weitere unnötige Säurenbelastung mehr bedingt:

‣ Trinken Sie viel stilles, weiches Wasser oder Kräutertees. Die empfohlene Tagesmenge liegt bei 30 ml pro Kilogramm Körpergewicht.

‣ Trinken Sie Kräutertees, z. B. Schachtelhalm- oder Brennnesseltee – natürlich ohne Zucker!

‣ Nehmen Sie die Basentrockenmischung sowie M-Sole posaktiv ein. Lösliche Ballaststoffe, rechtsdrehende Milchsäure und Kräuter unterstützen den gesunden pH-Wert von Darm und Blut.

‣ Reichern Sie täglich einen Liter Wasser mit 60 Tropfen RMS an, und trinken Sie diese Lösung über den Tag verteilt. Das hilft, das Blut zu entsäuern, wodurch Gewebeschlacken leichter über das Blut ihren Weg zu den Nieren finden können. Erhöhen Sie langsam die Dosis, jeweils über mindestens 2 Tage hinweg um 10 Tropfen, bis sie ca. 80–90 Tropfen pro Tag erreicht haben. Diese Dosis bitte beibehalten, bis Sie sich besser fühlen. Unterstützen Sie die Entschlackungstätigkeit in Ihrem Körper. Dabei helfen die Kräutertropfenmischungen Nr. 3 und Nr. 17, welche gezielt die Aktivität von Lymphe, Leber und Niere anregen.

▷ Wenn möglich, machen Sie die komplette Nieren-reinigung für eine längere Zeit.

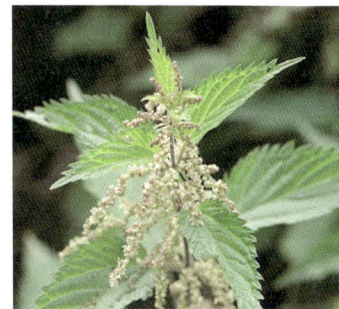

Brennnessel

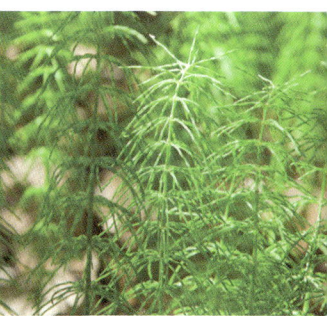

Schachtelhalm

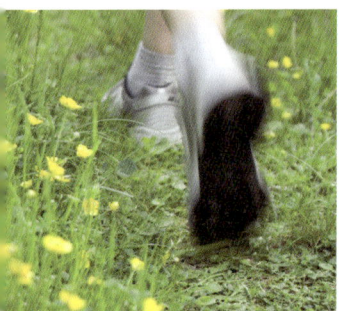

Frühsport

Trampolin

Entschlacken über die Haut

Zellstoffwechsel

Noch vor dem Frühstück sollten Sie sich mindestens 30 Minuten lang Zeit für Ihren Zellstoffwechsel nehmen. Übersetzt heißt das: Ziehen Sie sich ein paar Laufschuhe an und walken oder joggen Sie für 30 Minuten! Alternativ können Sie sich ein hochelastisches Trampolin zulegen. Hochelastisch steht hierbei für eine weiche Federung: Man springt nicht nach oben, vielmehr verlassen die Füße das Tuch nicht, und die Bewegung auf dem Trampolin geht eher nach unten. Ein kurzer Moment der Schwerelosigkeit lässt es zu, dass sich alle stoffwechselaktiven Körperzellen öffnen und wunderbar entschlacken können.

Egal, ob drinnen oder draußen, durch die Bewegung wird der Zellstoffwechsel ungemein angekurbelt.

Reflexzonen anregen: Trockenbürsten für Haut und Lymphe

»Hautdurchblutung«, »Reflexzonen anregen« und »sanftes Peeling« sind hier die Schlagworte. Verwenden Sie hierfür am besten eine aus Naturschweineborsten gefertigte, weiche, saubere Hautbürste. Sie sollte auf keinen Fall so hart sein, dass bei ihrer Benutzung die Haut verletzt wird oder gar »Spurrillen« sichtbar werden. Beginnen Sie, um dem Schlackenabtransport bzw. Lymphabfluss seine physiologische Flussrichtung zu öffnen, mit kreisförmigem Bürsten im rechten vorderen Schulter-/Brustbereich. Anschließend den rechten Oberarm entlang in Richtung Brust bürsten, nun den rechten Unterarm mit einbeziehen (und immer in Richtung Brust bürsten). Dann den rechten Hals-/Nackenbereich in Richtung des rechten Brustbereichs bürsten. Wiederholen Sie das komplette Prozedere auf der linken Seite. Anschließend wird der Bauch kreisförmig gebürstet. Bei den Beinen an den Oberschenkeln beginnen, immer in Richtung Bauch bürsten. Nach den Oberschenkeln allmählich die Unterschenkel und schlussendlich die Füße mit einbeziehen. Nacheinander jeweils die linke und die rechte Seite bearbeiten.

Sie können diese die Lymphe anregende Wirkung noch durch die Kräutertropfenmischung Nr. 17 anregen. Täglich 3-3-3 Tropfen einfach auf die Zunge tropfen und lange im Mund verweilen lassen.

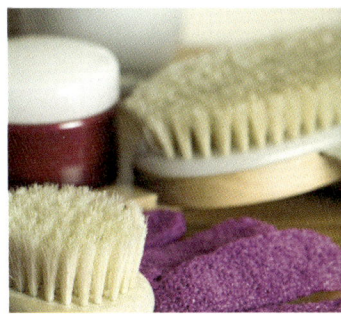

Trockenbürsten

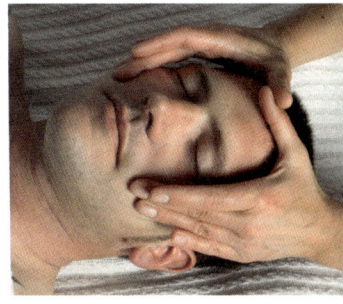

Profi-Tipp:
Eine professionelle Lymphdrainage wird von einem Lymphdrainage-Therapeuten oder einem Masseur ausgeführt. Dabei wird durch sanfte Techniken der Lymphfluss angeregt. Diese Behandlung ist sehr entspannend und nachhaltig wirkungsvoll.

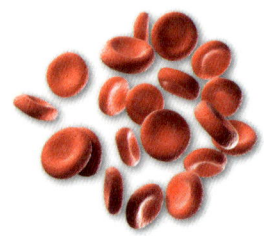

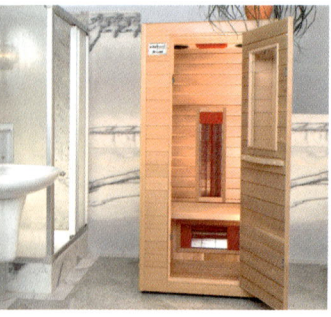

Infrarotstrahlen erwärmen das Blut.

Infrarotkabine – Schwitzen von innen

Haben Sie sich jemals gefragt, warum es in einer Turn-halle, nachdem schweißtreibende Übungen vollbracht wurden, immer kräftig riecht, aber kein kräftiger Kör-pergeruch wahrzunehmen ist, wenn viele Menschen dicht gedrängt in einer Sauna sitzen (sondern höchs-tens die Luft dünn wird)?

Der Grund dafür ist, dass in der Sauna fast nur Wasser ausgeschieden wird, die Schlacken bleiben drin. Gerade diese Schlacken aber gilt es, durch Reinigungsrituale zu entfernen. Wer nicht die Zeit hat, schweißtreibenden Sport zu machen, kann sich zu Hause alternativ eine Infrarotkabine aufstellen. Diese nimmt nicht mehr Platz ein als ein Schrank.

Nachdem Sie ohne Kleidung gemütlich darin Platz genommen haben, werden Sie erstaunt sein, dass Sie nach einer gewissen Weile, obwohl es in der Kabine nicht vergleichbar heiß wie in der Sauna geworden ist, von innen heraus zu schwitzen beginnen. »Von innen heraus« bedeutet, dass die Infrarotstrahlen das tief un-ter der Haut zirkulierende Blut erwärmen. Diese wohltu-ende Wärme erlaubt es dem Körper, Schlacken zu lösen und über die Haut oder die Nieren abzutransportieren. Über den Eigengeruch oder Farbrückstände auf einem hellen Handtuch kann man den Grad der Verschlackung seines Körpers sichtbar machen.

Infrarotstrahlen, wenn sie von einem mit Quarzsand gefüllten Keramikstrahler ausgehen, werden Ihrem Kör-per im Winter helfen, das lebenswichtige Vitamin D3 zu synthetisieren. Gute Laune ist dadurch garantiert.

Nasennebenhöhlenreinigung

Sprechen Sie immer »durch die Nase«, fehlen die Resonanzräume, fühlen Sie unterhalb der Augen immer einen Druck, mögen Sie vielleicht gar nicht mehr »flach« schlafen? Dann haben Sie wahrscheinlich eine chronische Nasennebenhöhlenverstopfung.

Nasennebenhöhlen sind ein Paradies für schleimproduzierende Bakterien, die nicht vom Immunsystem gefunden und somit auch nicht vernichtet werden können. Oftmals siedeln sich genau hier jene Fäulnis bildenden Bakterien an, die sich auch in einem nicht gesunden Darm breitmachen. Erst wenn wir sie aus diesem Versteck hinaustreiben, kann das Immunsystem sie entsorgen.

Hinweis: Wenn unser Darm wieder gesund ist, kann und wird keine Neubesiedelung in den Nasennebenhöhlen stattfinden.

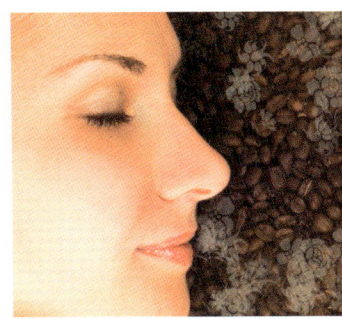

Sinusitis? – Nein, danke!

Sorgen Sie behutsam für Linderung und Besserung, indem Sie Abflussmöglichkeiten schaffen.

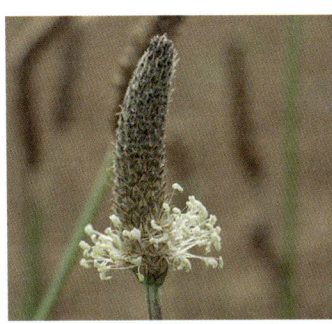

Spitzwegerich

Sie brauchen:

> Kräutertropfenmischung Nr. 14
> alles für das ansteigende Fußbad (siehe Seite 42)
> alles für die Ölziehkur (siehe Seite 34)
> alles für eine Darmsanierung bzw. lassen Sie eine Laboruntersuchung Ihres Stuhls machen, um Nahrungsmittelunverträglichkeiten abzuklären.

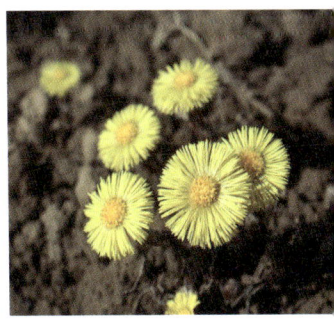

Huflattich

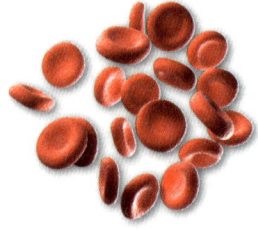

Was Sie zu Hause tun können:

- Jeden Morgen mit dem Ölziehritual beginnen (siehe Seite 34)
- Jeden Abend ein ansteigendes Fußbad genießen
- Jeden Tag 3-3-3 (ansteigend bis 5-5-5) Tropfen Kräutertropfenmischung Nr. 14 auf die Zunge geben.
- Eine gründliche Darmsanierung machen (siehe ab Seite 91)

Der Profi-Tipp:

Bitten Sie Ihren Therapeuten, eine Luffa-Kur mit Ihnen durchzuführen. Hierbei werden über mehrere Tage hinweg die aus dem Luffa-Schwamm hergestellten Tropfen auf eine spezielle Art in Ihre Nase eingeträufelt. Zusätzlich sollten weitere Reinigungs- und die Immunabwehr stimulierende Verfahren durchgeführt werden, wie z. B. die Colon-Hydro-Therapie (siehe Seite 137), Vitamin-C-Hochdosis-Infusionen usw.

Bitten Sie Ihren Zahnarzt, bei Ihnen ein OPG (eine Panorama-Aufnahme des Unter- und Oberkiefers) zu machen. Anhand dessen können mögliche Zysten im Kiefer ermittelt werden. Diese Zysten fungieren als sogenannte Streuherde. Aus diesen Streuherden werden immer wieder Fäulnis bildende Bakterien in die Umgebung abgegeben. Streuherde können sogar entlang den dazugehörenden Meridianen Fernwirkungen auf den gesamten Körper haben! Oftmals wirken diese Streuherde chronisch immunsuppressiv und sollten unbedingt ausgeräumt werden.

In der Naturheilkundepraxis

Professionelle Hilfe für den Körper, bis er durch die Reinigungstechniken seine Eigenregulation wiedererlangt hat, bekommen Sie bei einem guten Naturheilkundepraktiker bzw. bei einem Facharzt für Naturheilkunde. Auch in Ihrer Nähe werden Sie einen finden (siehe Anhang). Lassen Sie sich dort bei Ihren Körperreinigungen unterstützen!

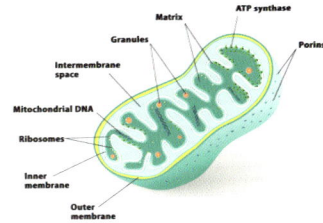

Mitochondrium

Angriff auf die Zellen – oxidativer Stress

Freie Radikale lauern in einem gestressten Körper, dem nicht genügend Antioxidantien zur Verfügung stehen, in großer Zahl. Folgen sind vorzeitige Zellalterung, Energiemangel, Neuropathien, DNA-Schäden und vieles mehr. Zur Neutralisation braucht der Körper eine Kombination aus verschiedenen antioxidativ wirkenden Substanzen. Eine Laboranalyse gibt hierzu wichtige Aufschlüsse oder auch ein kurzer Biophotonen-Scan.

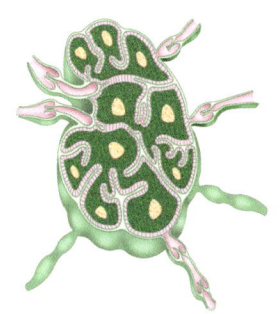

Pischingerraum

Welcher dieser Äpfel hat ausreichend oxidativen Schutz bekommen?

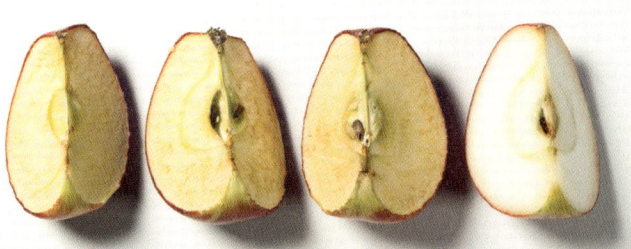

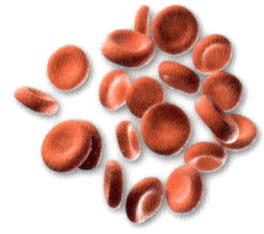

Freie Radikale entstehen in Körperzellen aus molekularem Sauerstoff als Folge von Stoffwechselprozessen. Diese kurzlebigen Molekülfragmente, wie beispielsweise das Hydroxyl-Radikal OH, spielen bei einer Reihe von zellbiologischen Prozessen eine wichtige Rolle und sind durch verschiedene analytische Verfahren nachweisbar. Der US-amerikanische Biogerontologe Denham Harman stellte 1956 die These auf, dass freie Radikale die Ursache des Alterungsprozesses sind.

Vergiftung durch Schwermetalle: Quecksilber & Co.

Täglich gelangen giftige Schwermetalle in unseren Körper. Sie zu eliminieren, ist eine Kunst. Lassen wir sie jedoch im Körper, so bedeutet das lebenslange Blockaden auf zellulärer Ebene – die Liste der dadurch verursachten Symptome und Krankheiten ist sehr lang. Darmprobleme, nicht hormonell bedingter Haarausfall, Neurodermitis, Alzheimer und vieles mehr.

Ein Urinlabor gibt nach einer sogenannten Ausleitungsprovokation Auskunft über Menge und Art der ausgeschiedenen Schwermetalle. Eine Ausleitung der belastenden Metalle kann man mit der Kräutertropfenmischung Nr. 10, mit Korianderkrauttropfen und Chlorella-Algen unterstützen. Die eigentliche Ausleitung geschieht aber in der Praxis durch einen kundigen Therapeuten per Infusion oder Injektion. Die **Chelat-Therapie** ist dabei das am weitesten verbreitete Infusionskonzept zur Schwermetallausleitung, weil sie u. a. auch freie Radikale neutralisiert. Auch wird von einer reinigenden Wirkung auf die Blutgefäße berichtet.

Colon-Hydro-Therapie – die professionelle Darmreinigung in Ihrer Naturheilkundepraxis

Dies ist die moderne Variante des uralten Konzeptes der Darmspülung. Wer diese Therapieform noch nie ausprobiert hat, wird von der durchaus angenehmen Erfahrung, anschließend einen sauberen Darm zu haben, überrascht sein.

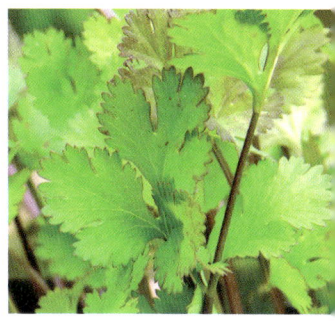

Korianderkraut

Während der Anwendung liegt man ganz entspannt in eine Decke eingehüllt auf dem Rücken. Durch ein Schlauchsystem mit Ab- und Zulauf wird abwechselnd warmes und kühleres Wasser in den Darm gespült. Somit werden immununterdrückende Giftstoffe, »böse« Darmbakterien, Fäulnisschlacken und alte, in Darmnischen abgelagerte Kotsteine entfernt, und es wird ein gutes Terrain für die Ansiedlung neuer, gesunder Darmbakterien geschaffen.

Diese Therapie ist bei einer systematischen Darmbehandlung, bei Fastenkuren oder nach einer Leber-Galle-Reinigung nicht wegzudenken. Eine Sitzung dauert ca. 40–60 Minuten und kann nur in Praxen durchgeführt werden, die über ein Gerät für die Colon-Hydro-Therapie verfügen.

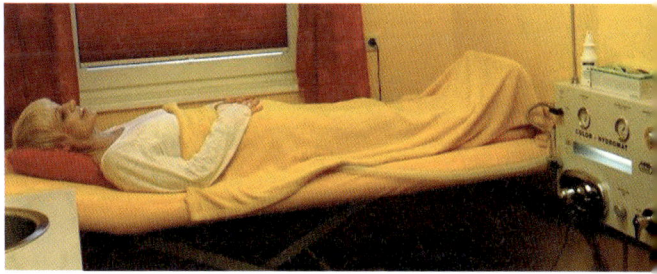

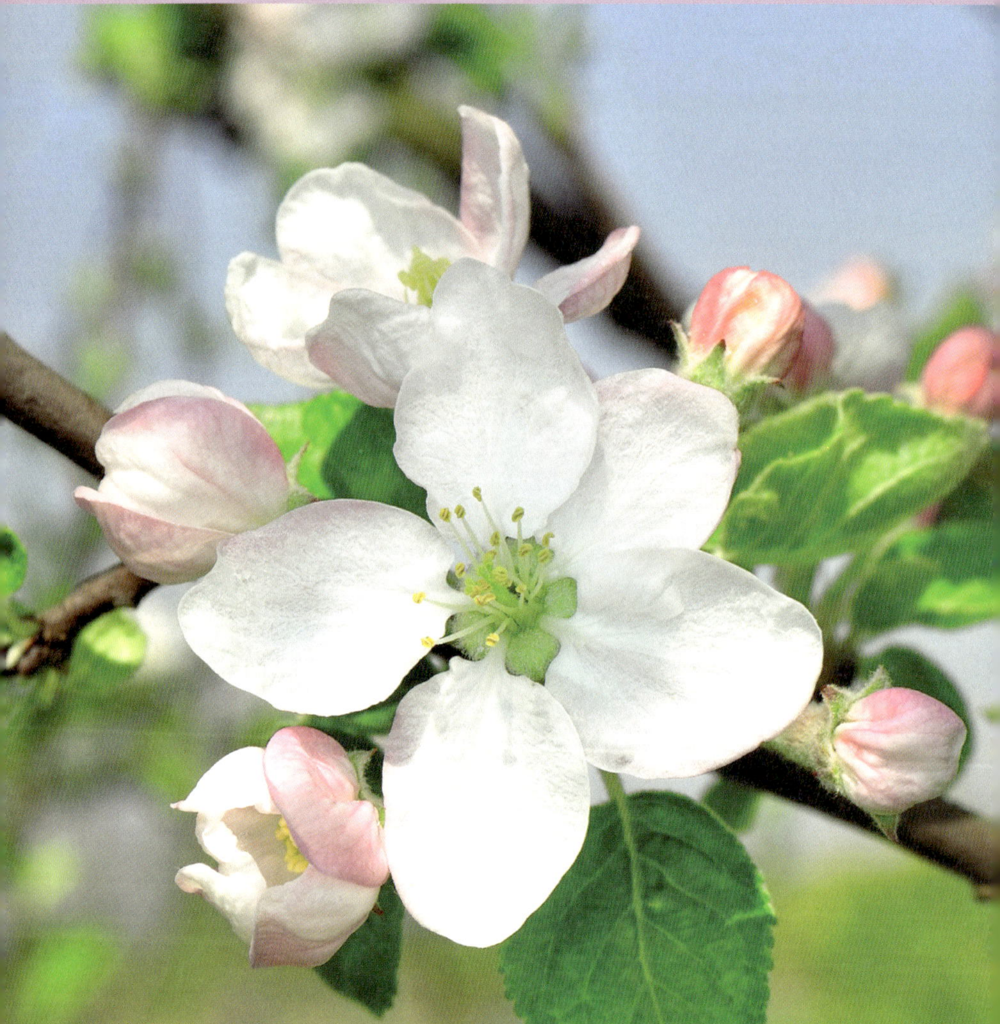

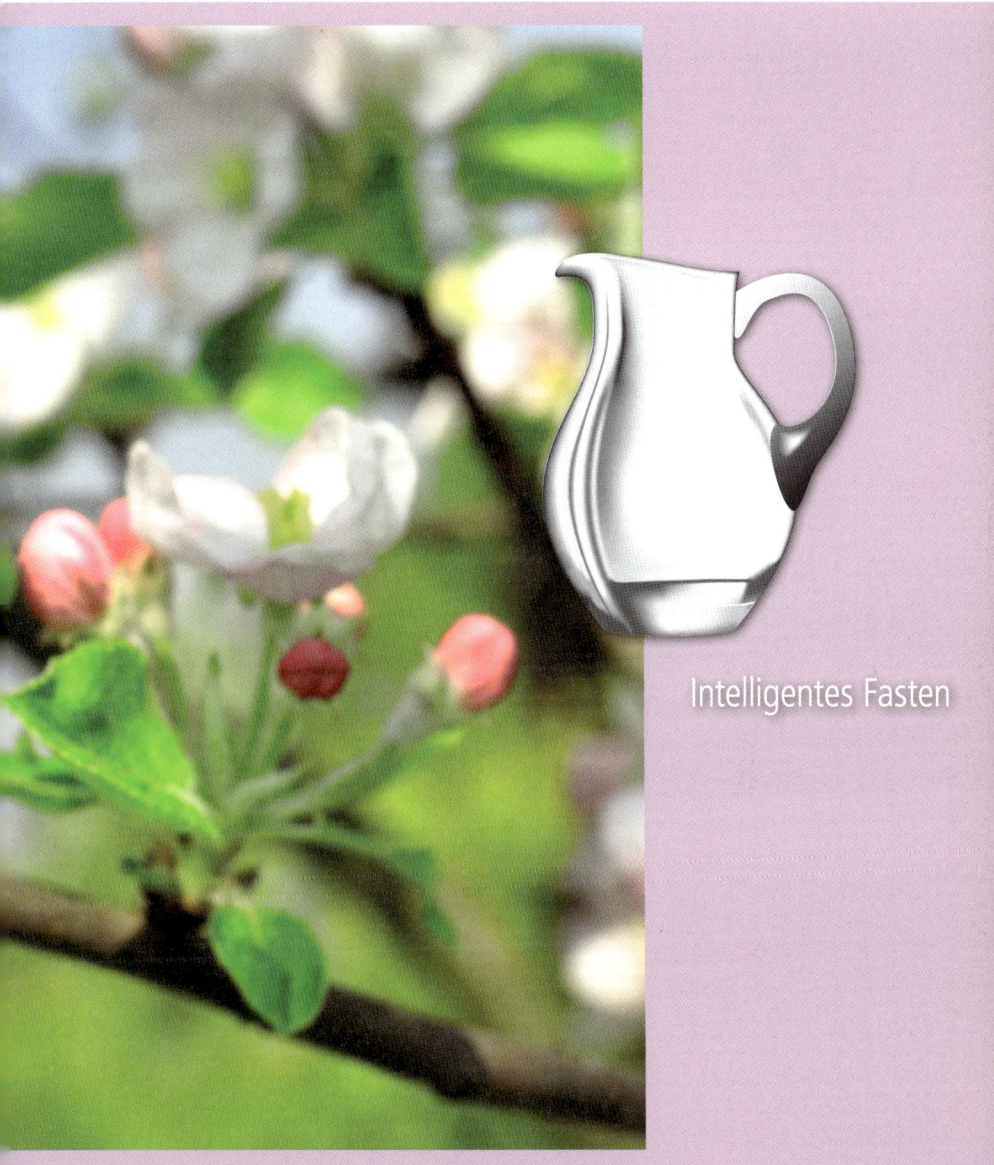

Intelligentes Fasten

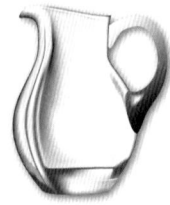

Intelligentes Fasten

Fasten dient nicht dem Abnehmen! Es dient dem Entschlacken, Entlasten und Reinigen des Körpers.

Während des Fastens hat der Körper die Möglichkeit, all jene Kraft, die er sonst für anstrengende Verdauungsvorgänge aufwenden müsste, in die innere Reinigung zu lenken. Wie viel Kraft beispielsweise die Verdauung eines Festmahls zu Mittag kostet, wird am sich anschließenden, nahezu unausweichlichen Mittagsschlaf deutlich! Auf jemanden, dessen Stoffwechsel mit versteckten Allergien oder Unverträglichkeiten reagiert, wirkt eine Mahlzeit extrem ermüdend bis hin zu »benebelnd«. Dies geht oft mit schmerzhaften Blähbäuchen und üblen Winden einher. Verdauungsvorgänge sind Krafträuber! Jeder, der schon einmal intelligent gefastet hat, wird bestätigen können, dass man während des Fastens viel Kraft zur Verfügung hat.

Wie lang – wie kurz?

Es ist wichtig, nicht innerhalb einer erträumten, ehrgeizigen oder willkürlich festgesetzten Zeitdauer zu fasten, sondern innerhalb einer gemessenen.

Bei einer sinnvollen Ernährungsumstellung wird der Körper immer zunächst überschüssiges Wasser ausscheiden. Die Waage zeigt es an. Der Vorgang kann einige Tage andauern. Danach stagniert das Gewicht. Weitere Umbauprozesse des Körpers werden sich lange nicht auf der Skala bemerkbar machen – auch nicht beim Fasten! Als Nächstes wird der Körper entweder

Allgemeiner Hinweis:
Aus rechtlichen Gründen hat die Autorin weitestgehend auf Produktnamen verzichtet. Für Rückfragen oder weitere Informationen sind auf Seite 181 Kontaktdaten angegeben. Darüber hinaus finden Sie auf Seite 182 Empfehlungen der Autorin zu Produkten und Instituten.

wertvolle Muskelmasse abbauen oder, was aber selten vorkommt, Depotfette! Beides kann aber für den Körper problematisch sein. Fasten Sie also so lange, bis der Körper einen Muskelabbau andeutet. Dann ist es an der Zeit, das Fasten schonend abzubrechen.

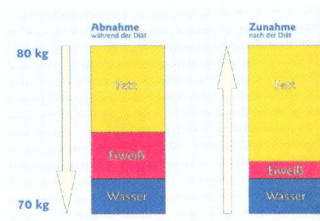

Jo-Jo-Effekt

Muskelabbau – Nein, danke!

Bei Diäten oder unintelligentem Fasten baut der Körper gerne zunächst stoffwechselaktive, kalorienverbrauchende Muskel- und Organzellen ab, denn diese verbrauchen viel Energie, haben ständig »Hunger«.

Das wertvolle Depotfett, welches sich der Körper für »schlechte Zeiten« zugelegt hat, beschützt er bis zum bitteren Ende. Darin stecken aber auch die meisten Schlackendepots wie unnütze Chemikalien und künstliche Hormonüberschüsse, Stoffwechselschlacken, mit denen der Körper schon zuvor nichts anzufangen wusste, für die er eine Müllhalde gesucht und gefunden hatte. Daher ist es sinnvoll, intelligent zu fasten und immer zu wissen, ob der Körper überschüssige Flüssigkeit ablässt, Fette abbaut und sich der Schlacken entledigt oder ob er wertvolle, stoffwechselaktive Muskelzellen abbaut. Während eine Personen- oder Körperfettwaage keinen Aufschluss darüber gibt, liefert ein BIA-Messgerät genaue Daten. Vielleicht gibt es »gesund & aktiv«-Therapeuten in Ihrer Nähe, in deren Praxen ist meistens ein solches Gerät vorhanden, ansonsten ist eine Investition in ein OMRON-Körperanalysegerät sinnvoll.

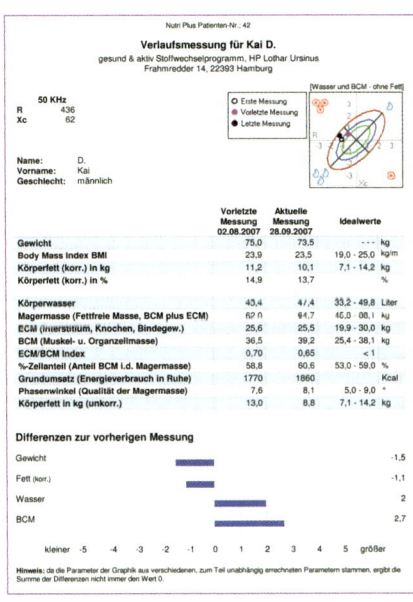

BIA-Messung

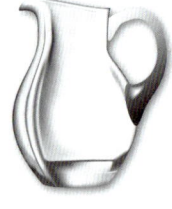

Wer schreibt, der bleibt

Fasten ist eine besondere Zeit. Übernehmen Sie Verantwortung, und führen Sie Buch.

Dabei sind wichtige Werte wie Nahrungszufuhr, Flüssigkeitszufuhr, Ausscheidungen, Entgiftungsreaktionen, Gemütszustände und Schlafqualität sowie die sich verändernden Stoffwechselprozesse zu protokollieren. Vergessen Sie nicht, auch das einzutragen, womit Sie sich täglich belohnt haben. Das kann z. B. ein entspannender Saunagang, eine besonders schöne Wanderung oder ein Basenbad sein. Ein Aha-Erlebnis aufgrund eines neu entdeckten Körpergefühls bekommt immer eine besondere Belohnung.

Mutproben

… sollten Sie während des Fastens unbedingt vermeiden. Dazu zählen auch extreme sportliche Tätigkeiten, wichtige Termine, die zu Schlafentzug führen, Langstreckenflüge etc. In der Fastenzeit braucht der Körper alle Zeit und Aufmerksamkeit für sich, und die soll er auch bekommen.

Der richtige Zeitpunkt

Eigentlich kann zu jeder Zeit gefastet werden. Wenn Ihnen danach ist, beachten Sie die Regeln, und tun Sie es.

Wenn Sie das Fasten aber in den Jahresrhythmus einplanen, dann ist das Frühjahr dafür prädestiniert, den

Körper von angesammelten Schlacken zu befreien. Ideale Voraussetzungen dafür schafft eine Nierenreinigung im Winter. Die anschließende Leber-/Gallenreinigung öffnet dann die Schleusen, sodass eine intelligente Fastenkur das berühmte i-Tüpfelchen für die kommende Saison setzt.

Planen Sie den Fastenanfang für den Anfang der abnehmenden Mondphase.

Utensilien

> Vollkornreis, reife Bio-Äpfel

> großer Topf für literweise Gemüsebrühe

> Thermoskanne

> Nieren- oder Leber-Galle-Kräutertees

> Honig

> Irrigator

> koffeinhaltiger Bio-Kaffee

> Wärmflasche

> evtl. einige Kapseln L-Ornithin

> BIOTTA BREUSS Gemüse-Direktsaft[9] (milchsauer vergorene Gemüsesaftmischung), pro Tag eine Flasche

9) Erhältlich im gut sortierten Reformhaus und Naturkostfachhandel

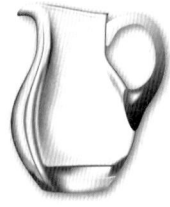

Vorbereitung

Beginnen Sie am Vortag des ersten Fastentages, indem Sie einen großen Topf Vollkornreis kochen und den Reis über Nacht in der Wärme ziehen lassen (siehe Seite 86), oder bereiten Sie am ersten Morgen in einem Reiskocher die Tagesportion Vollkornreis zu. Bedenken Sie, dass gekaufte Bio-Äpfel oft noch nachreifen müssen, legen Sie sich daher rechtzeitig einen Vorrat an.

Köcheln Sie eine bunte Mischung aus z. B. Wurzelgemüsen, Blumenkohl, Brokkoli, Lauch, Weißkohl und Kräutern stundenlang bei niedriger Hitze in einem großen Topf. Das kann gerne 4–5 Stunden dauern. Die Brühe sollte hervorragend schmecken, OHNE dass sie nachgesalzen werden muss. Dann sind alle Mineralien und Spurenelemente in der Brühe enthalten, und Sie können nun guten Gewissens das ausgekochte Gemüse dem Kompost überlassen.

Zu Beginn

Sie sollten **zwei Entschlackungstage** einplanen. Der Stoffwechsel soll zur Ruhe kommen, von anstrengenden Verdauungsvorgängen entlastet und schonend darauf vorbereitet werden, dass eine Entlastungsphase beginnt.

> Beginnen Sie die Tage mit dem leberanregenden Kaffee-Einlauf (siehe Seite 63).

> Trinken Sie 1–2 Becher von der selbst hergestellten, warmen Gemüsebrühe vor dem Frühstück.

- Essen Sie von dem Vollkornreis mit geriebenem Apfel bzw. Apfelmus (ohne Zucker, aber gerne mit Zimt, Ingwer, Kardamom oder Nelken versetzt) über den Tag verteilt so oft und so viel, wie Sie möchten.

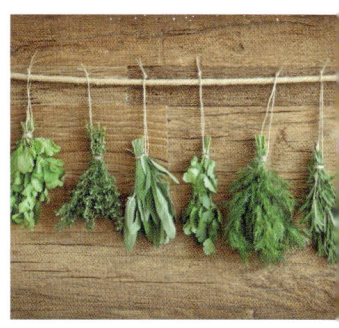

- Trinken Sie insgesamt mindestens 2 Liter von der selbst hergestellten Gemüsebrühe bzw. Kräutertee.

- Sollten Sie Kopfschmerzen bekommen, unterstützen Sie ihre Leber mit 3–4 Kapseln L-Ornithin, und/ oder legen Sie sich gemütlich und warm eingepackt hin, und platzieren Sie eine Wärmflasche auf den rechten unteren Rippenbogen. Darunter liegt Ihre Leber, und die freut sich immer über die zusätzliche Wärmeunterstützung.

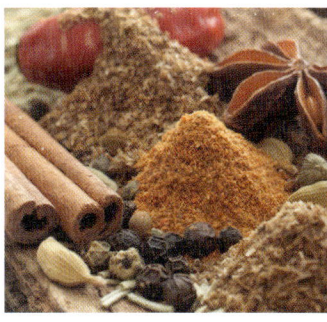

Fasten

Ab dem **dritten Tag** beginnt das eigentliche Fasten.

- Beginnen Sie weiterhin jeden Tag mit einem Kaffee-Einlauf. Dieser hilft, die Leberaktivität zu unterstützen und den Darm zu entleeren. Zum Frühstück 1–2 Becher der nun täglich zuzubereitenden Gemüsebrühe langsam und schluckweise trinken. Am Vormittag Kräutertees trinken. Mittags gibt es eine Flasche BIOTTA BREUSS Gemüse-Direktsaft. Den Rest des Tages weiterhin Gemüsebrühe bzw. Kräutertees trinken. Sollte der Blutzucker absinken und Ihnen evtl. leicht schwindelig werden, essen

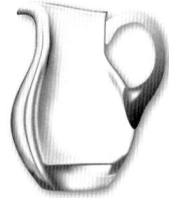

Sie einfach langsam ½ Teelöffel Honig. Essen Sie allerdings nie Honig zum Frühstück, er würde Ihren Stoffwechsel derart beeinflussen, dass Sie tagsüber Heißhungerattacken bekämen! Also bitte nur Honig zu »Notzeiten«, dann braucht Ihr Körper einen kleinen Zuckerbooster.

▷ Sollten Sie Kopfschmerzen bekommen, hilft Wasser, ein zweiter Kaffee-Einlauf, eine Auszeit mit Wärmflasche auf der Leber oder einige L-Ornithin-Kapseln.

▷ Schlafen Sie viel.

▷ Gönnen Sie Ihrem Körper viel Bewegung an der frischen Luft.

▷ Führen Sie Protokoll.

▷ Meditieren Sie, und denken Sie kritisch über alte Gewohnheiten nach.

▷ Messen Sie Ihre Körperzusammensetzung auf der OMRON-Waage oder mittels einer BIA-Messung.

Seien Sie stolz auf sich, Sie verwöhnen Ihren Körper – denn weniger ist immer mehr als mehr!

Fastenende

Das Fastenende bestimmt immer die Messung! Beginnt der Körper, Muskelmasse abzubauen, bedeutet dies das Ende Ihrer Fastenzeit. Allgemein tritt das nach 10–14 Tagen ein.

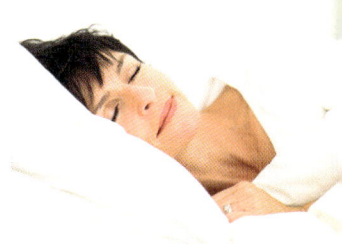

Fastenbrechen bedeutet, den Körper wieder langsam an feste Nahrung zu gewöhnen. Beginnen Sie mit geriebenem Apfel, evtl. etwas Vollkornreis dazu, kauen Sie diesen aber bitte gründlich. Der Speisebrei sollte immer die Konsistenz von Suppe haben, bevor er den Mund in Richtung Magen verlässt. Nach zwei Tagen mit dieser Schonkost können Sie wieder langsam anfangen, »normal« zu essen. Bestimmt haben Sie während des Fastens viel über alte Essgewohnheiten nachgedacht, nun ist die Zeit prädestiniert für Veränderungen. In meiner langjährigen Praxistätigkeit hat mich bislang keine Ernährungsweise so überzeugt wie die nach dem Stoffwechselplan von »gesund & aktiv«. Vielleicht ist diese auch die Richtige für Sie, um Ihren Stoffwechsel mit individueller Ernährungsplanung positiv zu unterstützen.

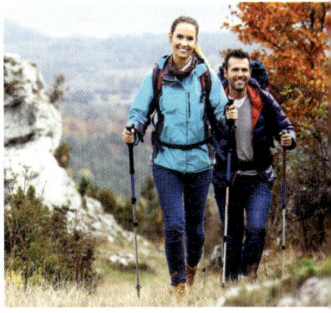

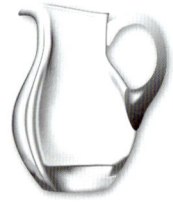

Juice Detox

Für Eilige, für zwischendurch, für das Wochenende, für das schlechte Gewissen, für donnerstags, für »Ab heute wird alles anders«, für Coole, für alle, die bunte Nahrungsmittel lieben, für alle, die verstanden haben, dass das Leben lebendig ist, für alle, die die Verantwortung nicht anderen überlassen, für alle, die ihre Vitalität lieben …

Utensilien und viel Bio-Fantasie

Ein Hochleistungsblender ist eine Anschaffung fürs Leben. Jeder Haushalt sollte einen haben! Wichtig sind die Stabilität und die Drehzahl, mit der das Gerät arbeitet, damit alle Pflanzenzellen aufgespalten und folglich die Flüssigkeiten cremig werden. Zu diesem Zwecke ist z. B. der Vitamix perfekt geeignet.

Durchführung

Mixen Sie sich ein bis drei Tage lang sechs verschiedene Säfte bzw. Smoothies pro Tag.

Variieren Sie die Mischverhältnisse nach Gefühl, und geben Sie nach Ihrem Geschmack weitere geeignete Zutaten hinzu, etwa Beeren (auch tiefgefrorene), grüne Gemüseblätter nach Jahreszeit oder essbare Wildkräuter.

> A – Mangoldblätter, Moringa, Stangensellerie, Petersilie, Aprikose, Pfirsich, Kokoswasser, Zitrone, Ingwer

> B – Babyspinat, Gurke, Stangensellerie, Apfel, Spirulina, Zitrone, Ingwerwurzel

> C – Granatapfelkerne, Babyspinat, Kokoswasser, Zitrone, Ingwer

> D – Heidelbeeren, Brombeeren, Birne, Wirsing-blätter, Orangensaft

> E – Grünkohl, Apfel, Ingwer, Zitrone, Feige, Wasser

> F – Petersilie, Apfel, Banane, Dattel, Zitrone, Minze, Kokoswasser

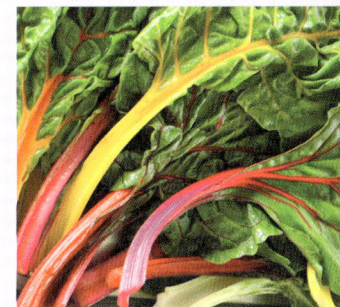

Mangold

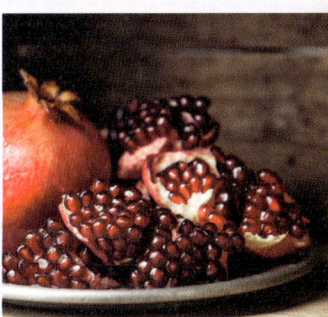

Granatapfel

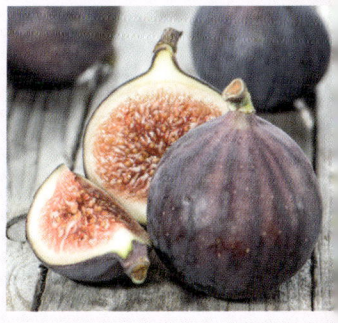

Feige

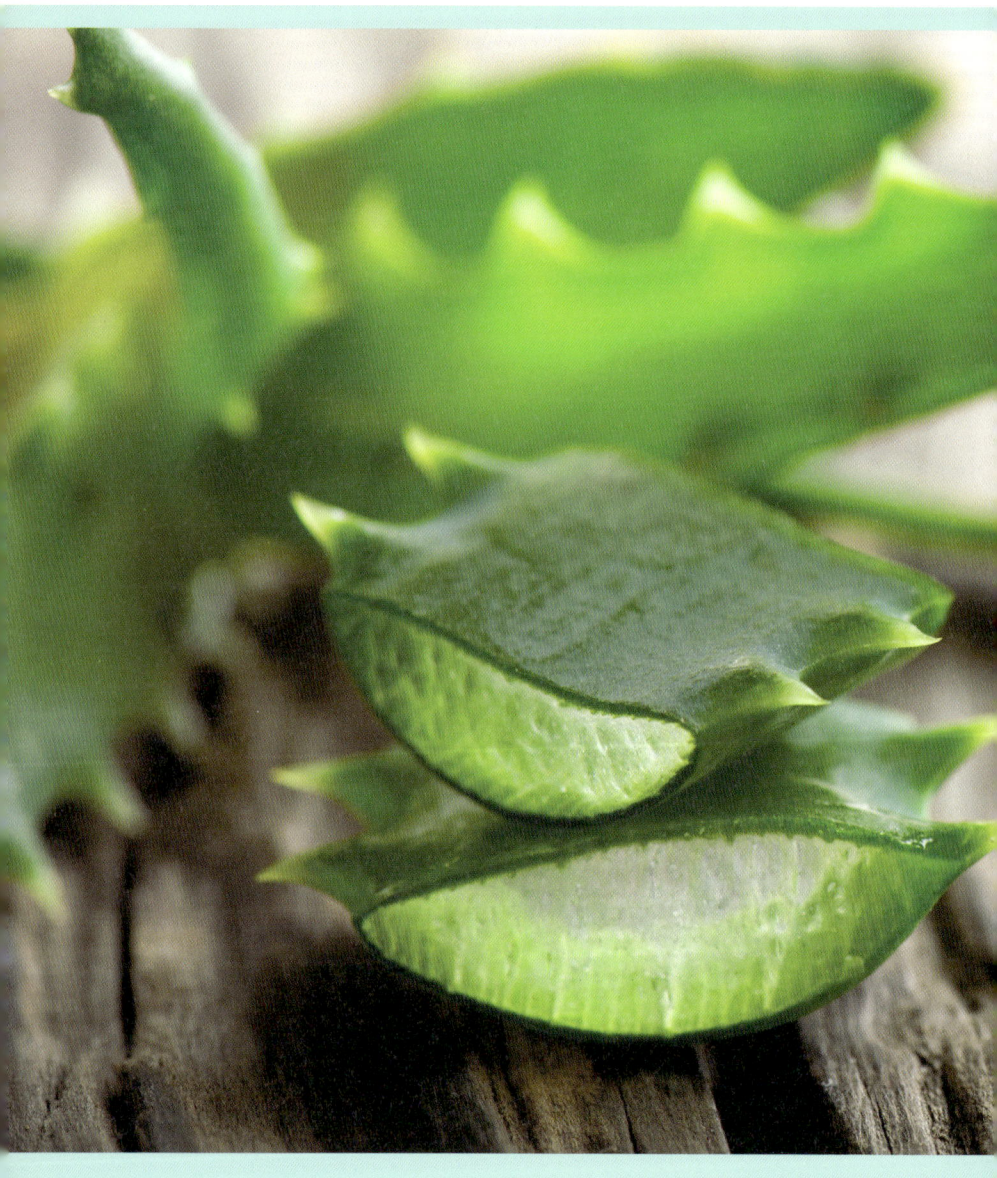

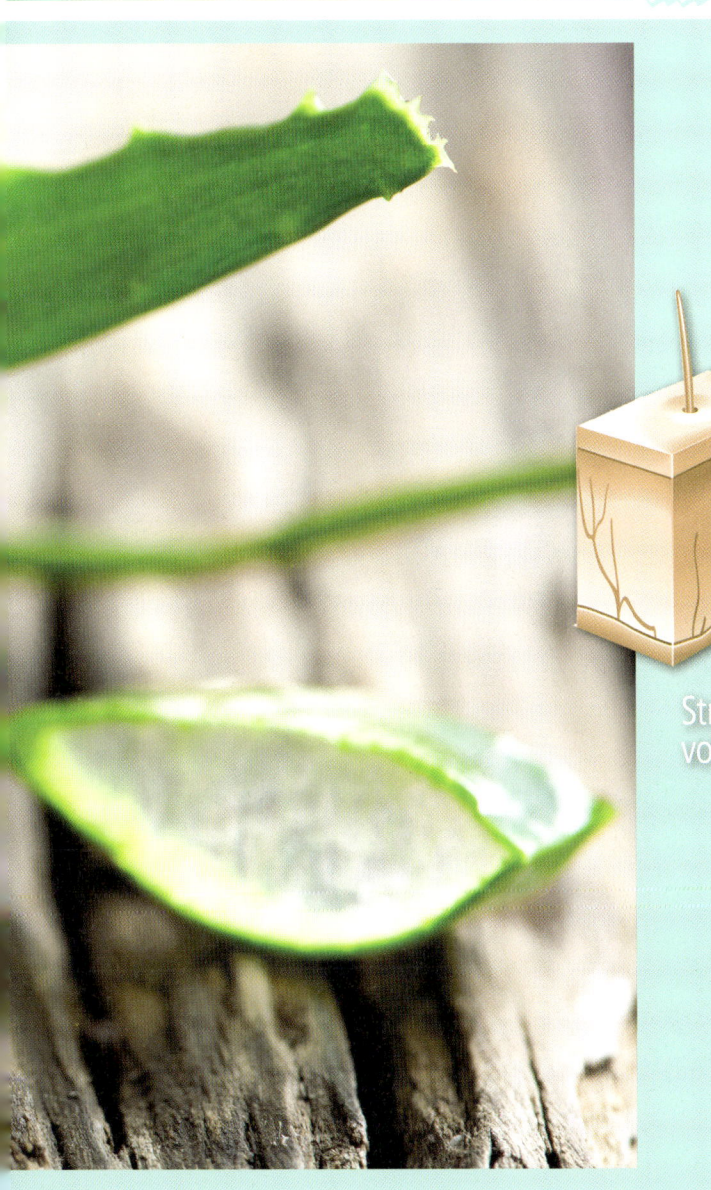

Straffe Haut,
volles Haar

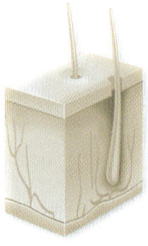

Straffe Haut, volles Haar

Wenn wir jung sind, senden unsere Gene Botenstoffe aus, die uns jugendlich sein lassen. Im Alter tun sie genau das Gegenteil.

Wie kann ich diesen Prozess entschleunigen? Welche Möglichkeiten gibt uns hierfür die Natur?

Gesunde, straffe Haut und volles Haar sind Markenzeichen für Jugendlichkeit und Vitalität. Unsere Gene, so die neueste Forschung, verändern sich im Laufe unseres Lebens. Diese Veränderungen bestimmen auch die Zellalterungsprozesse. Die Hautspannung lässt nach, die Hautporen bekommen eine unterschiedliche Größe und das Bindegewebe beginnt zu hängen. Das Haar verliert an Kraft und Dichte bzw. fällt ganz aus.

Die Gene, die für die Zellalterung zuständig sind, konnten im Rahmen jüngster Forschungen identifiziert werden. Auch wurden mit Erfolg Natursubstanzen getestet, die die Aktivität der Botenstoffe der Alterungsgene einschränken. Das ist modernes Anti-Aging: von innen nach außen UND von außen nach innen.

Allgemeiner Hinweis:
Aus rechtlichen Gründen hat die Autorin weitestgehend auf Produktnamen verzichtet. Für Rückfragen oder weitere Informationen sind auf Seite 181 Kontaktdaten angegeben. Darüber hinaus finden Sie auf Seite 182 Empfehlungen der Autorin zu Produkten und Instituten.

Was braucht die Haut, um dem Alterungsprozess standzuhalten?

Antioxidantien: Sie schützen uns und unsere Haut vor vorzeitiger Zellalterung. Sind wir der Sonne ausgesetzt, erhöht nicht nur die Haut, sondern der ganze Körper den zellulären Grundumsatz. Jede Zelle stellt mehr Energie her – durch Verbrennung von Sauerstoff und Nährstoffen. Der dadurch entstandene »Müll« muss durch Antioxidantien entsorgt werden. Fehlen diese Antioxidantien, stellen alle Zellen ihre Energieproduktion auf Sparflamme, und die Alterung nimmt ihren Lauf.

Viele Obst- und Gemüsesorten enthalten Antioxidantien, vor allem aber sind sie in Super Foods wie Blaubeeren, Brennnesseln, Äpfeln, Grünkohl, Aprikosen, Löwenzahn, Sanddorn oder eben in den wunderbaren Karotten zu finden.

Antioxidantien

Vitamin C · Vitamin E · Lycopin · Beta-Carotin · Enzyme · Polyphenole · **Freies Radikal** · Flavonoide · Rutin · Coenzym Q10 · Magnesium · Selen · Zink

Rosacea, Neurodermitis, Schuppen & Co.: Sie sind immer ein äußeres Zeichen dafür, dass im Inneren etwas nicht stimmt. Pickel im Gesicht geben je nach Lokalisation wichtige Hinweise für die Ursachenforschung. Das können sein: Darmprobleme, Candida-Befall, ein schwaches Hormonsystem oder ein deutlicher Mangel an Mikronährstoffen.

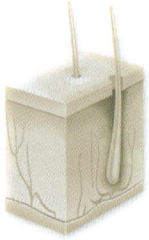

Mikronährstoffe: Häufig werde ich in meiner Praxis mit dem Thema Mikronährstoffmangel konfrontiert. Anhand passender Labortests ist es möglich festzustellen, ob ein Mangel an Spurenelementen, Omega-3-Fettsäuren, Vitaminen, Mineralien oder Enzymen vorliegt. Schwermetallvergiftungen sind oft der Hauptauslöser für vorzeitige Hautalterung oder Haarverlust bis hin zu totalem Haarausfall.

Haar: Durch Alter oder Stress verlieren wir leider unser volles Haar. Während dies bei Frauen oft durch Schwangerschaft oder Menopause bedingt ist, liegt die Ursache bei Männern eher in der Genetik bzw. am Alter. Dabei ist die abnehmende Mikronährstoffversorgung aber immer der Hauptgrund für Haarverlust. Verhärtungen der Kopfschwarte bzw. Schuppenbildung kann auch zu diesem Problem beitragen. Es gilt, den Grund für den Versorgungsengpass zu identifizieren. Dafür gibt es eine Reihe von sehr hilfreichen Laboruntersuchungen. Zink, Eisen, Biotin, Lecithin, Omega-3-Fettsäuren, schwefelhaltige Aminosäuren etc. sollten dem Haar immer ausreichend zur Verfügung stehen, sonst wird es schütter. Hat sich eine Haarzwiebel oder Haarwurzel für weniger als 20 Jahre »zur Ruhe gesetzt«, so ist es noch möglich, sie wieder zur Haarproduktion anzuregen.

Haut

Man sagt, dass die Haut das Schreibpapier der Zeit sei, dass jedoch der Mensch über Inhalte und Schriftarten bestimmen könne.

Egal, ob es sich um die Hautpartien handelt, die von Haaren dicht bedeckt bzw. mit Kleidung vor äußeren Einflüssen geschützt sind, oder um jene, die allen Wetter- und Umwelteinflüssen ausgesetzt sind: Alle Hautareale müssen gereinigt und genährt werden, und das von innen UND von außen.

Eine typgerechte Ernährung und eine intakte Verdauung sind Voraussetzung für eine ausreichende Versorgung mit Mikronährstoffen und damit für eine gesunde Haut.

Wie eine Zwiebel …

Damit die Haut ihren vielfältigen Aufgaben gerecht werden kann, besteht sie, wie eine Zwiebel, aus mehreren Schichten, und zwar aus sieben. In jeder Schicht befinden sich typische Zellstrukturen, die entsprechende Aufbau-, Schutz- und Ernährungsfunktionen erfüllen.

Die oberen drei Zellschichten bestehen aus verhornten, zum Teil schon abgestorbenen Zellen. Neue Zellen schieben immer wieder von innen nach außen nach, auf diese Weise »häutet« sich der Mensch etwa alle 28 Tage.

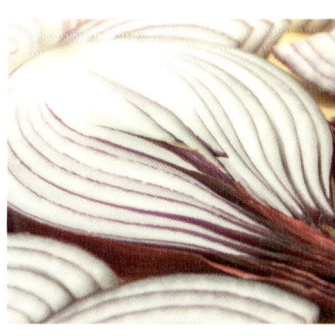

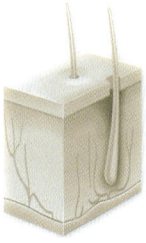

Junge, gesunde Haut stößt abgestorbene Hautzellen regelmäßig ab und ersetzt sie durch neue, prallere Zellen aus den unteren Hautschichten. Dieser Prozess wird als »Zellerneuerung« bezeichnet. Mit dem Älterwerden nimmt die Aktivität der Zellerneuerung ab. Dadurch bleiben die Zellen der äußeren Hautschicht haften und sammeln sich auf der Hautoberfläche an. Dies führt zu einem fahlen Teint, zu einer rauen Hautoberfläche und zu vergrößerten Poren.

Mit zunehmendem Alter verändert sich auch der Aufbau der verschiedenen Hautschichten: Sie werden beträchtlich dünner. Die Fettschichten nehmen ab, ebenso die Kollagenfasern und die elastischen Fasern. Die Anzahl der eingelagerten Schweißdrüsen wird geringer. Die Durchblutung, und damit die Versorgung mit Sauerstoff und Nährstoffen, geht zurück.

Die Haut wird insgesamt dünner und verletzlicher. Falten bilden sich Aufgrund der abnehmenden Elastizität.

Körperhaut

Bei der Körperhaut müssen zwei verschiedene Aufgaben und Anforderungen berücksichtigt werden.

Es gibt die sogenannte Leistenhaut an Handflächen und Fußsohlen. Sie verläuft in feinen, parallelen Furchen, die die Haut rau und griffsicher machen, und besitzt keine Haarfollikel. Die Felderhaut wiederum bedeckt den restlichen Körper und schützt uns vor

Umwelteinflüssen. Sie ist für die Wärmeregulierung mitverantwortlich, indem sie Wärme abgeben, Schweiß absondern und sich bei Kälte eine »Gänsehaut« bilden kann. Sie ist für unseren Tastsinn und für die Produktion von Vitamin D aus Cholesterin mithilfe von UV-Stahlung verantwortlich.

Zu berücksichtigen sind auch die unterschiedlichen Gefahren, denen die Haut ausgesetzt wird. (Ich lasse hier Unfall- oder Kampfspuren außen vor.) Die Verstopfung der Poren durch Silikone und Mineralöle in vermeintlichen Pflegemitteln und die unterbundene Schweißabsonderung durch Aluminiumsalze in Deos sind wichtige Themen.

Dass wir eine gewisse Menge an Sonnenlicht brauchen, steht außer Frage – wie sollten wir sonst Vitamin D produzieren können? Nur zu viel Sonnenlicht ist problematisch, außer wir sorgen dafür, dass die 28-tägige »Häutung«, die unser Körper ständig durchläuft, immer gesündere neue Generationen von Hautzellen produziert.

Das Gesicht im Besonderen sowie Unterarme und Hände sind mehr als der Rest des Körpers trockener Luft, Wind, Regen, Sonne, Kälte, Wasser etc. meist schutzlos ausgeliefert. Der Rest des Körpers ist weitgehend durch Kleidung geschützt.

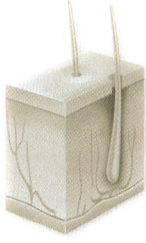

Auch Männerhaut will genährt sein

Früher wusch »Mann« sich üblicherweise Gesicht, Hände und Körper ordentlich mit Seife, lediglich die Haare eventuell mit einem Shampoo. Raue, rissige Haut und matte Haare schienen die Markenzeichen eines »richtigen Kerls« zu sein. Zum Glück hat sich dieses Bild geändert, denn auch bei Männern gilt, dass Haut und Haare Pflege von außen benötigen.

Generell ist es wichtig, den Körper von den abgestorbenen, trockenen Hautschuppen zu befreien und ihn anschließend mit frischen Nähr- und Pflegestoffen zu versorgen.

Es gibt bestimmte Wirkstoffe, die nahezu seit Beginn der Medizingeschichte durch sogenannte perkutane Behandlungen, also durch die Haut, in den Körper eingeschleust wurden. Dazu gehören Umschläge mit Tinkturen bei Prellungen, Quarkauflagen bei Schwellungen, Zink-Lebertran-Salben bei Verletzungen und Heilerde, um Pickel auszutrocknen. Es sollte immer hinterfragt werden, ob die Wirkstoffe in den verwendeten Hautreinigungs- und -pflegeprodukten die Haut in ihrer Funktion unterstützen oder sie austrocknen bzw. »glitschig« machen.

Patienten in meiner Praxis haben über folgende Produkte berichtet, dass sie die Haut in ihrer Funktion unterstützen:

LBL

▷ enthält fein gemahlene Walnussschalenpartikel, die abgestorbene Hautzellen entfernen

▷ Aloe vera: beruhigt und pflegt die Haut, glättet trockene bzw. raue Hautstellen am gesamten Körper

▷ weitere Feuchtigkeitsspender schützen vor Austrocknung der Haut während des Peelings

EPB

▷ seifenfreies Waschstück mit exfolierender (schälender) Wirkung

▷ verfeinert und glättet Ihre Haut schon beim Waschen, ohne ihr Feuchtigkeit zu entziehen!

▷ enthält über 30 Mineralstoffe des Maris limus (Meeresschlamm) sowie Zink und Meerespflanzen, die nützlich für die Haut sind

▷ Der feine Meeresschlamm zieht Unreinheiten aus der Haut (Schmutz, abgestorbene Zellen, überschüssiges Fett).

▷ Zu den Hauptbestandteilen zählt auch die gemahlene Borke eines kalifornischen Nadelbaums. Durch diesen Inhaltstoff reinigt dieses seifenfreie Waschstück die Haut, während es gleichzeitig hilft, abgestorbene Hautzellen ohne Reizung zu entfernen.

EBB – Feuchtigkeit & Nährstoffe für den ganzen Tag

Baobab-Fruchtfleischextrakt:

▷ ein natürlicher Feuchtigkeitsspender, der trockene Haut beruhigt und sie geschmeidig macht

Sheabutter:

▷ verstärkt die natürliche Funktion der Haut als Schutzbarriere und hilft, den Feuchtigkeitsgehalt zu erhöhen

Macadamianussöl:

▷ reich an einfach ungesättigten Fettsäuren

▷ Dieses feuchtigkeitsspendende Öl ähnelt dem körpereigenen Hauttalg, wird leicht von der Haut aufgenommen und hilft, die Feuchtigkeitsbarriere der Haut zu bewahren.

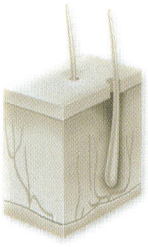

So wird es gemacht:

▷ Zweimal in der Woche kurz den Wasserfluss beim Duschen unterbrechen und auf dem ganzen Körper das LBL auftragen und mit kreisenden Bewegungen einarbeiten. Anschließend den Duschvorgang fortsetzten.

▷ An den anderen Tagen lediglich mit der EPB mit sanft kreisenden Bewegungen die angefeuchtete Haut einseifen. Danach mit warmem Wasser alles gründlich abspülen.

▷ Täglich den ganzen Körper nach dem Reinigen mit reichlich EBB eincremen.

Hände und Füße

Die Leistenhaut an Händen und Füßen nimmt eine Sonderstellung in unserer Körperhaut ein. Durch ihre feinen, parallel angelegten Furchen ist die Haut rauer, was auch der Griffsicherheit dient.

Zwar wachsen auf der Leistenhaut keine Haare, dafür ist sie aber in der Lage, bei Überstrapazierung und als zusätzlichen Schutz, Schwielen zu bilden. Werden diese unelastischen Schwielen allerdings zu dick, neigen sie zu schmerzhaften Rissen bzw. erzeugen an den Fersen Druck auf die darunterliegende empfindliche Knochenhaut, das Periost. Also gilt auch hier, dass die Leistenhaut besondere Aufmerksamkeit hinsichtlich der Reinigung und Pflege benötigt.

Reinigen & Peelen

Sie brauchen:

▷ LBL: siehe Seite 159

▷ EPB: siehe Seite 159

▷ EBB: siehe Seite 159

gemahlener Nelkenpfeffer (Pimenta dioica)

▷ wird traditionell von den Eingeborenen Mittelamerikas gegen trockene, rissige oder gerötete Haut an Fersen, Zehen und Fußseiten verwendet

Karbamid (Harnstoff)

▷ entfernt Hornschwielen sowie Ansammlungen abgestorbener Zellen und spendet gleichzeitig Feuchtigkeit

Papain

▷ ein eiweißspaltendes Enzym der Papaya, löst dicke, verhornte Hautstellen, die sich rau und trocken anfühlen

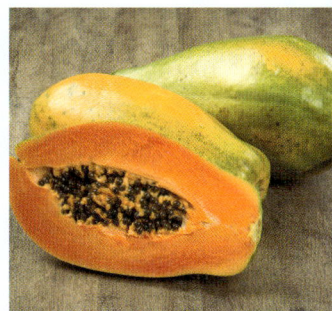

Papaya

So wird es gemacht:

▷ 2-mal täglich Hände und Füße entweder mit der LBL oder dem EPB peelen und reinigen. Anschließend großzügig ESS auftragen und mit kreisenden, massierenden Bewegungen in die Haut einarbeiten.

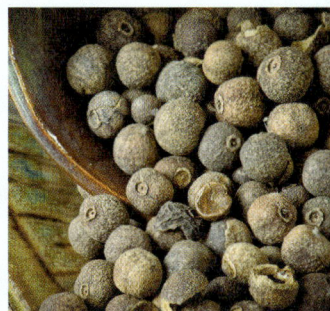

Piment

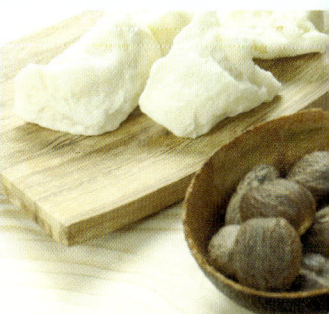

Sheabutter

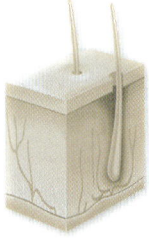

Gesichtshaut

»Oh, Sie sehen heute aber gut aus, frisch, vital und gesund!« So ein Kompliment ist Balsam für die Seele. Gegenteilige Äußerungen wären freilich wenig erfreulich.

Gesicht als Spiegel

Hat der Körper Schwierigkeiten, Schlacken über die üblichen Transportwege wie Leber, Niere und Lymphe zu entsorgen, hat er noch die Möglichkeit, eine Entgiftung über die Haut einzuleiten. Da der Verdauungstrakt zum Hautsystem des Menschen gehört, stehen Haut und Darm immer in Bezug zueinander. Daher kann man über äußere Reflexzonen sowie Hautmerkmale Rückschlüsse auf Probleme im Körperinneren ziehen. So zeigt sich z. B. die sogenannte Schmetterlingsentzündung innerhalb der Reflexzone des Darms im Gesicht und verteilt sich neben der Nase flügelförmig auf den Wangen. In diesem Fall ist somit eine Stuhluntersuchung dringend anzuraten, da evtl. eine leichte Darmentzündung vorliegen könnte (siehe Kapitel »Stuhluntersuchung«). Bei einfachen Pickelchen stellt sich die Frage, ob der Körper ausreichend schwefelhaltige Aminosäuren zur Verfügung hat (siehe Kapitel »Laboruntersuchungen«). Wenn eine Akne vorliegt, ist eine gründliche Darmsanierung angebracht (siehe Kapitel »Darmsanierung«). Hängen dicke Tränensäcke unter den Augen, weisen sie auf eine Lymphabflussstörung im Kopfbereich (siehe Kapitel »Ölziehen«) sowie auf eine Nierenabflussstörung hin (siehe Kapitel »Nierenreinigung«).

Trockene Haut

Prüfen Sie als Erstes, ob Sie ausreichend hydriert sind. Nehmen Sie etwas Armhaut zwischen Daumen und Zeigefinger, und heben Sie diese an. Wenn sie sofort, nachdem Sie sie losgelassen haben, wieder zurückschnellt, haben Sie genügend Flüssigkeit im Körper. Sollte die Haut aber noch etwas »stehen bleiben«, achten Sie bitte darauf, Ihr Trinkverhalten zu optimieren (siehe Kapitel: »Wasser«).

Weiterhin ist die Mikronährstoffversorgung, insbesondere die Kontrolle der Omega-3-Fettsäuren in Ihrem Körper, essenziell (siehe Kapitel »Labor«). Achten Sie auch bitte darauf, dass Sie ihre Fettverdauung z. B. durch die Kräutertropfenmischung Nr. 5 ankurbeln (siehe Kapitel »Darmsanierung«).

Trockene Gesichtshaut

Eine trockene Gesichtshaut ist oft auch eine sehr dünne Haut, die früh von vielen kleinen Fältchen heimgesucht wird. Diese Haut braucht sehr viel Schutz und eine gute Ernährung von außen.

Sie brauchen:

FW

▷ FW besteht zu 10 Prozent aus aktivem Vitamin C und ist so eines der außergewöhnlichsten Reinigungsprodukte mit Anti-Aging-Wirkung. Vitamin C ist ein wichtiger Bestandteil der Kollagenproduktion.

▷ Das enthaltene Traubenkernextrakt (ein Extrakt aus Blättern des Ginkgo biloba) und das Ginsengextrakt wirken den hautschädigenden freien Radikalen entgegen.

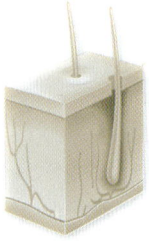

FM

❯ regt die Produktion von Hautproteinen an, wodurch die Haut straffer wird und Falten gemindert werden

❯ stärkt die Widerstandskraft der Haut gegenüber Umweltfaktoren und wirkt hautberuhigend

SRF

❯ Di- und Tripeptide aus hydrolisiertem Reisprotein sorgen für eine straffere Haut und helfen, Falten zu glätten.

❯ Hypnea musciformis-, Beifuß- und Weidenröschenextrakte (HMW-Komplex) bilden eine exklusive Inhaltsstoffkombination mit hautberuhigender Wirkung.

❯ Pilzextrakt (Fomes officinalis) hilft, die Porengröße sichtbar zu verringern

UVBH

❯ repariert durch Sonneneinwirkungen entstandene DNS-Schäden und beugt so der Bildung von Altersflecken, dem Erschlaffen der Haut und der Entstehung von Falten vor

❯ wehrt einen Großteil der UVA- und UVB-Strahlung ab, um die Haut vor zukünftigen Schädigungen zu schützen

- bietet eine reichhaltige Feuchtigkeitspflege für eine sichtbare Faltenreduzierung und dient als Schutz vor Feuchtigkeitsverlust

- enthält Photosomen (aus Meeresplankton gewonnene, lichtaktivierte DNA-Enzyme), die den intrinsischen DNA-Reparaturprozess der Haut schützen und unterstützen und dabei die Zeichen von Schädigungen durch Sonneneinwirkung mildern

- Das mikronisierte Zinkoxidpulver, ein wirkungsvoller Sonnenschutz, wehrt sowohl UVA- als auch UVB-Strahlen ab.

NC
- fördert die DNS-Reparatur und verbessert die Fähigkeit der Zellen, sich vom Stress und den Folgen von starker Sonneneinwirkung zu erholen

- schützt durch verschiedene Antioxidantien vor freien Radikalen

So wird es gemacht:

Hautpflege am Morgen
- Schritt 1: FW: Wenden Sie dieses Produkt morgens und abends als ersten Schritt an. Befeuchten Sie zunächst Ihr Gesicht und Ihren Hals mit lauwarmem Wasser. Geben Sie eine kleine Menge des Produktes auf die Fingerspitzen. Auf Hals und Gesicht auftragen. Mit angefeuchteten Händen sanft aufschäumen. Spülen Sie es danach mit warmem Wasser ab und tupfen Sie die Haut mit einem Handtuch trocken.

- Vermeiden Sie Kontakt mit dem Augenbereich.

  (Hinweis: Achten Sie darauf, dass Sie FW nicht zuerst in Ihren Händen aufschäumen, da ansonsten das aktive Vitamin C freigesetzt wird, bevor es das Gesicht erreicht. Dies mindert die Wirksamkeit.)

- Schritt 2: FM: Etwas von dem Produkt auf Gesicht und Hals aufsprühen; dabei den Augenbereich aussparen.

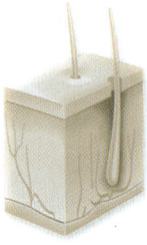

> Schritt 3: SRF: Morgens (nachdem FM vollständig eingezogen ist) als dritten Schritt anwenden. Die Pipette bis zur 0,5-ml-Marke füllen und das Fluid auf die Hand geben. Alles gleichmäßig auf dem gesamten Gesicht verteilen, dabei den Augenbereich aussparen.

> Schritt 4: UVBH auftragen.

Hautpflege am Abend
> Schritt 1: FW

> Schritt 2: FM

> Schritt 3: SRF

> Schritt 4: NC: Das Produkt sanft mit nach außen gerichteten Aufwärtsbewegungen auf Gesicht und Hals auftragen; dabei den Augenbereich aussparen.

Ein Festgelage für Ihre Gesichtshaut

Einen extra Ernährungsbonus von außen für die Haut liefert eine Maske. Ein- bis zweimal in der Woche wird sie nach dem Reinigen großzügig auf Gesicht und Hals verteilt. Nach dem Auftragen ist sie gleichmäßig grün, bekommt aber nach einiger Zeit hellere Flecken. Sobald die Maske eine hellere Färbung angenommen hat, können Sie die Reste mit warmem Wasser abwaschen.

Sie brauchen:

▷ FW: siehe Seite 163

CHM

▷ Saccharid-Isomerat: bindet Feuchtigkeit in der Haut, mindert Trockenheit und verleiht einen gesunden, strahlenden Teint

▷ Kaktus- und Kiefernzapfenextrakte: lassen die Haut frisch und strahlend aussehen

EN

▷ Aloe vera: wird für ihre hautberuhigenden Eigenschaften geschätzt

▷ Panthenol: ein hautpflegendes Provitamin B

▷ Natrium-PCA: ein Feuchtigkeitsspender, der Feuchtigkeit anzieht und in der Haut bindet

GMM

▷ Maris limus aus der Mündung eines Gletscherflusses im pazifischen Nordwesten (Kanada). Der hautpflegende Schlamm absorbiert Unreinheiten (Schmutz, abgestorbene Zellen, überschüssiges Fett) ohne der Haut wertvolle Feuchtigkeit zu entziehen. Für eine optimale Absorptionsfähigkeit und Konsistenz wurde der Schlamm homogenisiert. Er versorgt die Haut mit 50 wertvollen Mineralien, befreit die Haut von Unreinheiten und Giftstoffen.

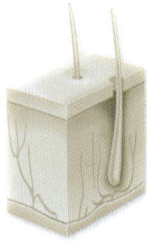

NaMM

> nicht fettendes Feuchtigkeitsspray für Gesicht, Körper und Haar

> Natrium-PCA: wirkt als Feuchtigkeitsspender und sorgt für eine optimale Hautfeuchtigkeit

> Hyaluronsäure: bindet Feuchtigkeit in der Haut und im Haar

So wird es gemacht:

> Reinigen Sie Ihr Gesicht zunächst genau nach Anleitung mit FW, und tupfen Sie es anschließend trocken.

> Mischen Sie die drei übrigen Komponenten zu gleichen Teilen in der Hand: die weiße CHM, das klare EN-Gel und den grünen GMM. Anschließend tragen Sie diese Mischung großzügig auf Gesicht – Augenpartien dabei aussparen –, Hals sowie evtl. auch auf Dekolleté und Handrücken auf. Lassen Sie diese Maske ca. 20–30 Minuten lang in Ruhe einziehen. Nehmen Sie die Maske danach sorgfältig mit einem Gesichtsschwamm oder Waschlappen und lauwarmem Wasser ab. Zum Schluss können Sie mit NaMM-Spray den ultimativen Feuchtigkeitsschutz aufsprühen.

Akne

Nicht jeder Pickel ist auch gleich ein Anzeichen für eine Akne-Erkrankung!

Bei Akne bilden sich aufgrund verstärkter Talgproduktion und einer Verhornungsstörung im Ausgang des Talgdrüsenfollikels Komedone. Entzünden sich diese, entwickeln sich Papeln, Pusteln oder Knoten.

Wichtig ist bei derartigen Symptomen eine gründliche Darmsanierung (siehe Kapitel »Darmreinigung«). Parallel dazu sollte die Haut vor freien Radikalen geschützt und auf porenverstopfende, paraffinhaltige Kosmetika und Pflegeprodukte verzichtet werden.

Sie brauchen für die Spezialanwendung:

EPB
> seifenfreies Waschstück mit exfolierender Wirkung

> verfeinert und glättet Ihre Haut schon beim Waschen, ohne ihr Feuchtigkeit zu entziehen

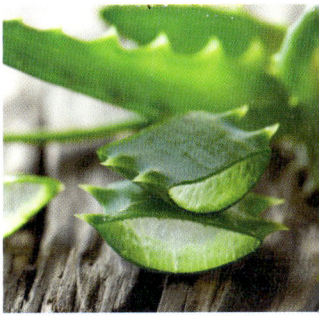

PP
> liefert Ergebnisse, die klinischen Forschungen zufolge einer professionellen Mikrodermabrasionsbehandlung gleichkommen

> Die enthaltenen Kürbisenzyme erneuern die Hautoberfläche und sorgen für eine zartere, verfeinerte und glattere Hautbeschaffenheit.

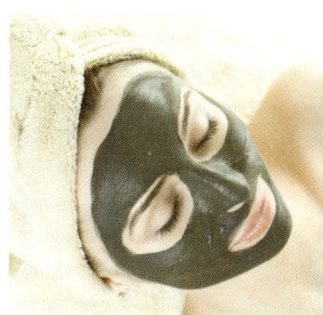

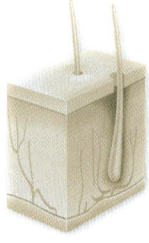

> Bentonit-Lehm befreit die Haut von Toxinen und fahl aussehenden Hautzellen.

TFRG

> stimuliert die Hautzellenerneuerung auf sanfte Art und Weise

> cheliert[10] Transitionsmetalle und fängt freie Radikale ein

> steigert die Feuchtigkeitsbindung in der Haut

So wird es gemacht:

> Schritt 1: Reinigen Sie das Gesicht mit EPB. Waschen Sie es anschließend ab, und tupfen Sie es trocken.

> Schritt 2: Tragen Sie eine sichtbare Schicht PP gleichmäßig auf Ihr gereinigtes, trockenes Gesicht sowie Ihren Hals auf, und sparen Sie den Augenbereich aus. Warten Sie 30–60 Sekunden bzw. so lange, bis die Haut beginnt, sich zu straffen. Je nach Raumtemperatur und Hauttyp kann diese Zeit variieren. Sobald sich die Peeling-Creme etwas zäher

10) »Chelieren« bezeichnet das Stabilisieren von Metallionen, wirkt antioxidativ

anfühlt, massieren Sie die jeweiligen Hautbereiche mit Ihren Fingerspitzen in sanften, kreisförmigen Bewegungen, sodass größere Partikel (Kügelchen) entstehen, die abgestorbene Hautzellen von der Hautoberfläche entfernen. Befeuchten Sie einfach Ihre Fingerspitzen, falls das Produkt zu trocken geworden ist, und massieren Sie weiter. Spülen Sie danach die Reste mit warmem Wasser ab, und tupfen Sie Ihr Gesicht trocken. Verwenden Sie anschließend eine Feuchtigkeitspflege Ihrer Wahl.

▷ Hinweis: Beste Ergebnisse erzielen Sie, wenn Sie PP in der ersten Woche dreimal und danach zweimal pro Woche auftragen.

▷ Schritt 3: Geben Sie eine erbsengroße Menge vom TFRG auf die Fingerspitzen, und tragen Sie es als dünne Schicht vorsichtig auf Gesicht und Hals auf. Beachten Sie dabei: Nicht in die Haut einreiben oder einmassieren!

▷ **1. Woche:** PP + TFRG 3-mal die Woche auftragen

▷ **2. Woche:** PP + TFRG 2-mal die Woche auftragen

▷ **3. Woche:** PP + TFRG 1-mal die Woche auftragen

▷ Anschließend beides 2–3 Mal pro Monat auftragen.

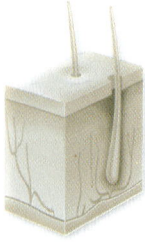

Die tägliche Anwendung

Sie brauchen:

▷ **EPB:** siehe Seite 159

▷ **TFPS:** beinhaltet 16 unterschiedliche Aminosäuren, wertvolle Proteinbausteine für die Haut und Grünteeextrakt zum Schutz der Haut vor Oxidationsschäden durch freie Radikale (das Produkt evtl. in eine kleine Sprühflasche umfüllen, damit Sie die wertvolle Flüssigkeit auf das Gesicht sprühen können)

▷ **CU:** liefert täglichen antioxidativen Schutz

▷ **EN:** siehe Seite 167

▷ **NaMM:** siehe Seite 168

So wird es gemacht:

▷ Reinigen Sie Ihr Gesicht morgens und abends mit Wasser und EPB. Tragen Sie dann nacheinander TFPS, nach einer kurzen Einwirkzeit wenige Tropfen CU und anschließend das EN-Gel auf.

▷ Runden Sie dieses Pflegeprogramm mit einem großzügigen Sprühnebel NaMM ab.

Müde, unreine oder alternde Haut

Die Forschung geht davon aus, dass jede Zelle des Körpers, solange sie aktiv ist, eine bestimmte Eigenschwingung besitzt. Diese Schwingungen sind jedoch unterschiedlich: So besitzt eine Herzzelle eine andere als eine Hautzelle. Diese Schwingungen lassen in ihrer Intensität aber im Laufe des Lebens nach. Um dem entgegenzuwirken, wird schon seit Langem in der Kosmetikbranche bzw. in der physikalischen Therapie die Biostimulation mit galvanischem Feinstrom eingesetzt. Die Eigenschwingung der Hautzellen wird durch diese Behandlung lebendiger, und Wirkstoffe lassen sich tief in die unteren Hautschichten einschleusen, dort, wo Haut und Haar gebildet werden.

Das in den USA entwickelte Heimgerät ist mit seinen auswechselbaren Aufsätzen und patentierten, sich selbst regelnden galvanischen Strömen speziell für den Hausgebrauch entwickelt worden. Es zeichnet sich besonders durch seine Leistungsfähigkeit und seine geringe Größe aus. Das Gerät wird mit unter einem Milliampere betrieben und kann also keine unerwünschten Nebenwirkungen anregen.

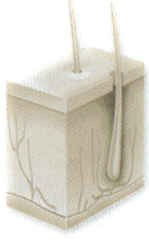

Das Heimgerät wirkt bis in die 7. Zellschicht der Haut:

> Stratum corneum oder Hornschicht

> Stratum lucidum oder Glanzschicht

> Stratum granulosum oder Körnerzellschicht

> Stratum spinosum oder Stachelzellschicht

> Stratum basale oder Basalschicht

> Stratum papillare oder Zapfenschicht

> Stratum reticulare oder Netzschicht

Durch die verschiedenen Gesichtsaufsätze werden zudem alle Wirkstoffe um ein Vielfaches tiefer und besser eingeschleust als beim üblichen Auftragen einer Creme per Hand (siehe Kapitel »Haar«).

Damit die Produkte ihre herausragende Wirkung entfalten können, müssen sie entweder positiv oder negativ geladen sein. So können negativ geladene Hautreinigungs- und Aufbauprodukte tief in die Hautschichten eindringen, um dann wiederum mit anschließenden positiv geladenen Stoffen Schmutzpartikel der Haut zu entlocken bzw. weitere ergänzende Aufbauprodukte einzuschleusen. So lässt sich eine sehr wirkungsvolle Hautentschlackung und -ernährung bequem zu Hause durchführen.

Sie brauchen:

▷ Heimgerät

▷ 1 Packung Gel-Ampullen

▷ CU

▷ MRD

▷ CCL

▷ pHBT

▷ NaMM

▷ EAHS

So wird es gemacht
(am besten 2-mal in der Woche):

▷ Reinigen Sie Ihr Gesicht mit Wasser und CCL. Anschließend desinfizieren Sie die Hände mit EAHS. (Keine Angst, Ihre Hände werden sich danach nicht trocken anfühlen!) Tragen Sie nun die pHBT-Flüssigkeit mit der Hand auf, oder versprühen Sie sie, falls Sie das Produkt umgefüllt haben.

▷ Im nächsten Schritt müssen Sie die Ampullen des weißen und des blauen Gels aufschneiden und das Gel auf Gesicht und Hals auftragen. Jetzt kommt auch das Heimgerät zum Einsatz. Stecken Sie zunächst den großen Gesichtsaufsatz auf das Gerät, und stellen Sie Stufe 1 (2 Minuten, negativ) ein. Feuchten Sie Ihre Arbeitshand leicht an, und arbeiten Sie das Gel mit langsamen, streichenden Bewegungen in die Haut ein. Den Hautkontakt dabei niemals unterbrechen. Das Gerät wird zu Beginn je nach Hautspannung 1–3-mal kurz hintereinander piepsen und damit Hautkontakt anzeigen. In

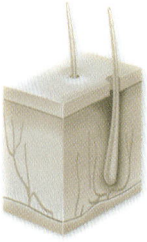

regelmäßigen Abständen wird es diesen Vorgang wiederholen. Kurz bevor die zweite Minute vorbei ist, piepst das Gerät erneut 3-mal kurz hintereinander. Entfernen Sie nun das restliche Gel von der Haut mit einem sauberen, feuchten Tuch.

> Tragen Sie im Anschluss wieder die pHBT-Flüssigkeit auf und stellen Sie das Heimgerät auf Stufe 2 (3 Minuten, positiv) ein. Setzen Sie wie gewohnt die Galvanic-Behandlung mit einer feuchten Arbeitshand fort. Gegen Ende der 3 Minuten waschen Sie bitte das übrige Gel mit Wasser ab.

> Tragen Sie wieder die pHBT-Flüssigkeit auf, und verteilen Sie mit den Fingerspitzen etwas CU auf Gesicht und Hals. Verwenden Sie zum Schluss MRD, und fixieren Sie alles mit NaMM.

Kopfhaut und Haar

Egal, ob genetisch vorprogrammiert oder vollkommen unerwartet, Haarverlust und dünner werdendes Haar erscheinen oft wie der Anfang vom Ende. Sie müssen sich aber nicht hilflos Ihrem Schicksal ergeben und können proaktiv etwas für den Schutz der eigenen Haare tun.

Sprichwörtlich heißt es zwar, weniger ist mehr, doch wenn Sie Probleme mit Ihrem Haar haben, werden Sie mir bestimmt zustimmen, dass größere Haarfülle definitiv wünschenswerter ist.

Ursachen für nicht erblich bedingten Haarausfall sind erfahrungsgemäß Mikronährstoffmangel, Stress (siehe Kapitel »Labor«, »Ernährung«, »Darm«), evtl. eine hormonelle Insuffizienz (siehe Kapitel »Labor«) oder eine Schwermetallvergiftung (siehe »Chelat Therapie«, Seite 136, und Kapitel »Labor«). Als weitere Möglichkeit kommt auch eine Verschlackung der Kopfhaut infrage, ausgelöst u. a. durch Farb- und Konservierungsstoffe

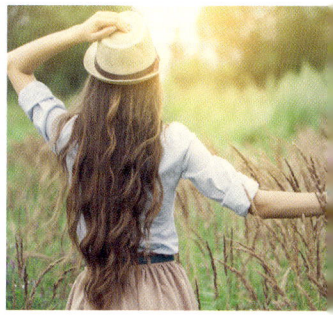

Vitales Haar

sowie durch Silikone, die in vielen der handelsüblichen Haarpflege- und Reinigungsprodukte verarbeitet sind. Darüber hinaus können eine Schwangerschaft, eine Chemotherapie sowie chemische Substanzen (z. B. für Dauerwellen) die Haare in ihrer Vitalität stark beeinträchtigen.

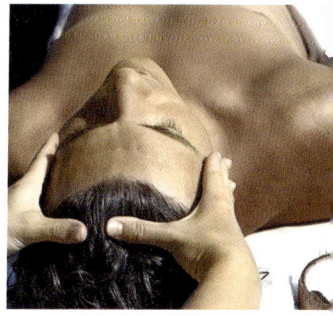

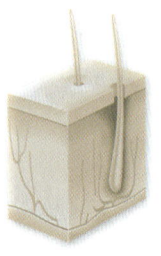

Sie brauchen:

> **NHF-Shampoo:** hilft, die Haare zu revitalisieren und zu kräftigen, erhöht die Aufnahme wichtiger Nährstoffe und Vitamine in den Haarfollikeln

> **2 x 12 Portionen NHFT:** remineralisiert das Haar und spendet Feuchtigkeit für mehr Volumen und Glanz

> AP-Shampoo & -Conditioner

> AP-Conditioner

> Heimgerät

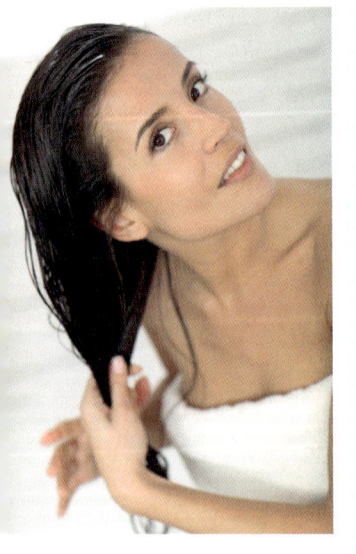

So wird es gemacht:

> Tragen Sie das NHF-Shampoo auf das nasse Haar auf (1–3 Pumpstöße für kurzes bis mittellanges Haar, 3–5 Pumpstöße für langes Haar), und massieren Sie es sanft ein. Es wird nicht schäumen! Spülen Sie das Produkt anschließend mit warmem Wasser aus. Je nach Wunsch können Sie den Waschvorgang wiederholen (bei einer zweiten Anwendung wird das Shampoo etwas aufschäumen) und/oder die Pflegespülung ins Haar einarbeiten und gut ausspülen.

> Trocknen Sie nun das Haar mit einem Handtuch.

> Sie aktivieren NHFT, indem Sie die Kappe des Fläschchens so lange im Uhrzeigersinn drehen, bis die Schutzversiegelung aufbricht. Geben Sie das dazugehörige Pulver in die Flüssigkeit. Schütteln Sie anschließend das Fläschchen, um die Lösung zu aktivieren. Ersetzen Sie den Flaschenaufsatz durch den Applikator, und geben Sie immer nur kleine Mengen auf die Kopfhaut. (Achtung: Das Produkt nicht unterhalb des Haaransatzes auftragen! Wenn doch etwas auf die Gesichtshaut läuft, bitte schnell abtupfen. So verschwindet die entstehende Rötung in ein paar Minuten rückstandslos.) Massieren Sie die Kopfhaut drei bis vier Minuten lang sanft mit den Fingerspitzen. NICHT AUSSPÜLEN. Optimale Ergebnisse erhalten Sie durch die Anwendung des Heimgeräts. Montieren Sie dafür den gezahnten Haaraufsatz auf das Gerät, stellen Sie Stufe 5 ein, und arbeiten Sie das Produkt in Ihre Haare ein. Gern können Sie den Vorgang wiederholen, um dadurch NHFT tief bis an die Haarwurzeln zu transportieren.

> Stylen Sie am Ende Ihr Haar wie gewohnt.

Hinweise:

> **Intensiv-Phase:** Wenden Sie acht Wochen lang jeden zweiten Tag eine Ampulle an.

> **Pflegephase:** Wenden Sie vier Wochen lang zwei Ampullen pro Woche an. Diese Behandlung kann beliebig lange fortgesetzt werden.

> An den NHF-freien Tagen bietet sich AP-Shampoo & -Conditioner an. Den Grundstock dieses ethnobotanischen Pflegeshampoos bildet der aus der Blüte gewonnene Nektar der polynesischen Ingwerpflanzenart Zingiber zerumbet. Damit wird das Haar gründlich gereinigt, leicht kämmbar und seidig glänzend.

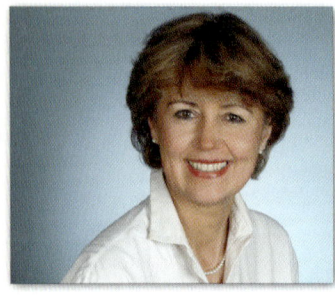

Über die Autorin

Brigitte Sanders, Jahrgang 1955, ist Heilpraktikerin und Dipl. Physiotherapeutin, Weltumseglerin und Mutter einer Tochter. Ihre Physiotherapieausbildung absolvierte sie an den Universitäten Würzburg, Kiel und Auckland (Neuseeland). 18 Jahre lang lebte und arbeitete sie im Ausland als Sportphysiotherapeutin, Köchin oder Crewmitglied auf internationalen privaten Segel- und Rennjachten sowie in der PR-Abteilung von »Nippon Challenge« während zweier »America's Cup«-Segelkampagnen in Japan und Kalifornien.

Als ihre Tochter schulpflichtig wurde, zog Brigitte Sanders zurück in ihre Heimatstadt Darmstadt. Dort gründete sie 1999 die »Kompass-Praxis für ganzheitliche Physiotherapie« und 2004 die »Kompass-Praxis für Naturheilkunde«.

Auf ihren weltweiten Reisen faszinierten die Autorin die verschiedenartigen und trotzdem gültigen Sichtweisen auf Probleme größerer und kleinerer Art. Aus dieser Lebenserfahrung sind die therapeutischen Ideen für die Kompass-Praxis hervorgegangen: Medizinisch eigenverantwortlich mit gesundheitlichen Themen umzugehen sowie die körpereigene Regulation zu fördern, statt mit Anti-Medikamenten zu überdecken.

Ihre Schwerpunkte: Richtungsweisende ganzheitliche Laboruntersuchungen, Ausleitungs-, Entgiftungs- und Aufbautherapien, Ernnährungstherapien, Well-Aging-Begleitung, ganzheitliche physikalische Therapien.

Bezugsquellen

Aus rechtlichen Gründen hat die Autorin auf Produktnamen verzichtet. Bei Rückfragen oder für weitere Informationen wenden Sie sich bitte an:

Telefon: (06151) 711 014
Fax: (06151) 711 085

Weitere von der Autorin empfohlene Produkte

Vitatherm, Karben; Infrarot-Saunakabinen

www.bellicon.com; hochelastische Minitrampoline

www.pirin-quellwasser.de; Wasser von besonderer Qualität

www.quellwasserkampagne.de; Tel. 0611 – 90 18 784 (AB)

Institute, Labors und Naturheilkunde-Praxen

Berliner Institut für Medizinische Diagnostik, Dr. med Volker von Baer; spezialisiert auf Lymphozytentransformationstestungen

Ganzimmun Diagnostics AG, Mainz; Labor für genaue Stuhlanalysen

Labor für ganzheitliche Medizin, Hamburg

Auf meiner Homepage www.kompass-praxis.de finden Sie eine Liste der von mir empfohlenen Naturheilkunde-Praxen, an die Sie sich vertrauensvoll wenden können.

Literatur

Clark, Hulda R.: Heilung ist möglich. Eine revolutionäre Technik zur Behandlung chronischer Erkrankungen. Droemer Knaur, 2000.

Coy, Johannes: Die 8 Anti-Krebs-Regeln. Gesund im Einklang mit unseren steinzeitlichen Genen. Gräfe und Unzer, 2011.

Hendel, Barbara/Ferreira, Peter: Wasser und Salz. Urquell des Lebens. Über die heilenden Kräfte der Natur. Ina, 2004.

Hirschhausen, Eckart von: Die Leber wächst mit ihren Aufgaben. Komisches aus der Medizin. rororo, 2008.

Humble, Jim: MMS: Der Durchbruch. Ein einfaches Mineralpräparat wirkt wahre Wunder bei Malaria, Aids und vielen anderen Krankheiten. Mobiwell, 2009.

Moritz, Andreas: Die wundersame Leber- und Gallenblasenreinigung. Ein kraftvolles Verfahren zur Verbesserung Ihrer Gesundheit und Vitalität. voxverlag.de, 2010.

Nesterenko, Sigi: Borreliose erfolgreich erkennen und therapieren. Wie Sie Ihre Borreliose ganzheitlich und effektiv behandeln. Bloch, 2010.

Sonnleitner, Katharina/Schmid, Reiner: Der Darm – Zentrum Ihrer Gesundheit. Ernährung & Gesundheit, 2010.

Steidel, G.: Rizol-Buch (per E-Mail unter g.steidel@gmx.de erhältlich).

Ursinus, Lothar: Die Organuhr – leicht erklärt. Schirner, 2010.

Ursinus, Lothar: gesund & aktiv. Das Stoffwechselprogramm. 8. Auflage Schirner, 2013.

Ursinus, Lothar: Mein Blut sagt mir … Labor ganzheitlich. Schirner, 2015.

Weber, Bernhard A.: Marburger Hyperthermie-Studie.

Wolfram, Katharina: Die Ölzieh-Kur. Heilung durch Entgiftung. 9. Auflage. Schirner Taschenbuch, 2012.

Danksagung

Mein besonderer Dank geht an Frau Carmen Golz, PRÄVALANCE, Dipl. Oecotrophologin, für ihre große Lektoratsunterstützung bei der Entstehung dieses Buches

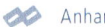

Abbildungsverzeichnis

www.fotolia.de

Seite 9: 13731022 | Seite 11: 23688396, 25148652, 26141717 | Seite 13:
21441912, 22347863 | Seite 18: 19698043 | Seite 20: 9729015 | Seite 22:
22875153 | Seite 23: 9729107 | Seite 26: 9729057 | Seite 29: 11881804 | Seite
31: 12224370, 28827243 | Seite 32/33: 23700785 | Seite 35 unten: 25314056 |
Seite 37: 22092401, 28886898 | Seite 38/39: 16438839 | Seite 41: 13910794,
14420301 | Seite 43: 5329130, 16044470 | Seite 46: 9729057, 13853395,
21894768 | Seite 51: 29265525 | Seite 54/55: 23713179 | Seite 57: 11369193,
16462585, 25088580 | Seite 59: 23216160, 14444096 | Seite 61: 1739609,
11872515 | Seite 62: 5924972, 26744974 | Seite 65: 4399820, 18555967,
11724018 | Seite 68: 21753823 | Seite 71: 10080899 | Seite 73: 25519741 |
Seite 74/75: 22366505 | Seite 79: 16083960, 19005461 | Seite 83: 25460928 |
Seite 85: 18045215, 18271864 | Seite 87: 12138948, 13917634 | Seite 89:
21894768 | Seite 101 mittig: 4578321 | Seite 111: 13906902, 29650680 |
Seite 129: 32175636 | Seite 130: 3380407 | Seite 131: 22375368, 23264042 |
Seite 133 oben: 4881972 | Seite 137 oben: 25570652 | Icons: 17912034 (Haut),
18898529 (Darm, Nieren), 22234758 (Leber-Galle), 29897624 (Zunge)

www.shutterstock.com

Seite 47 oben: 57880306 | Seite 118/119: 145694102 | Seite 121: 80236489 |
Seite 135: 138306764, 71450410 | Seite 138/139: 132162773 | Seite 145:
92331871, 229109806 | Seite 147: 128950178, 160132214 | Seite 149:
40101130, 162048119, 176843327 | Seite 150/151: 230825536 | Seite 155:
221503357 | Seite 161: 215899156, 149133563, 125154458 | Seite 169:
230825536, 48844081 | Seite 177: 210135976, 28898623 | Seite 178:
93876190 | Icons: 150627935 (Blutkörperchen), 48023143 (Karaffe)

Dieter Berweiler – Seiten: 35 oben & mittig, 47 mittig & unten, 49, 73,
133 mittig & unten
Brigitte Sanders – Seiten: 58, 79 unten, 101 oben, 137 unten, 180
Lothar Ursinus, www.gesund-aktiv.com – Seiten: 15, 130 unten, 141
Arne Gutowski, Schirner – Seite 153 (unter Verwendung von 130404491, 140463871,
184347533, 192347666, 220836805, 224520445; www.shutterstock.com)
M.Butzbach GmbH, vitatherm Infrarotcenter, Karben – Seite 132
Helmut Rüger, www.rueger-photographs.com – Seite 135 unten